JN005887

大人の発達障害を科学的に改善するビジョントレーニング

1日5分！

ビジョントレーナー
小松佳弘

実務教育出版

はじめに

こんなお悩み、ありませんか？

数字や文字の見落としが多く、間違いに気づかない

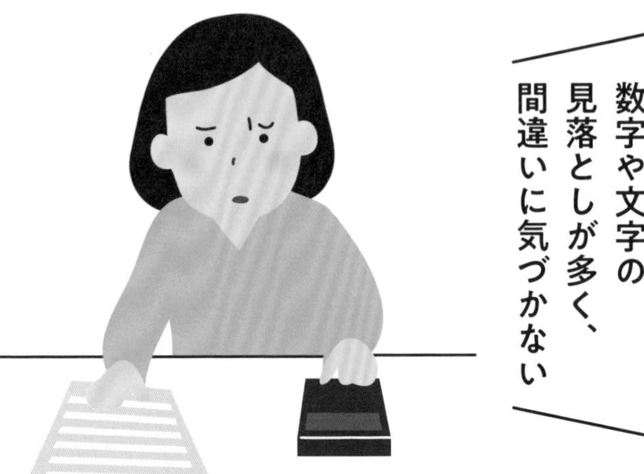

車の運転でよくぶつけてしまう

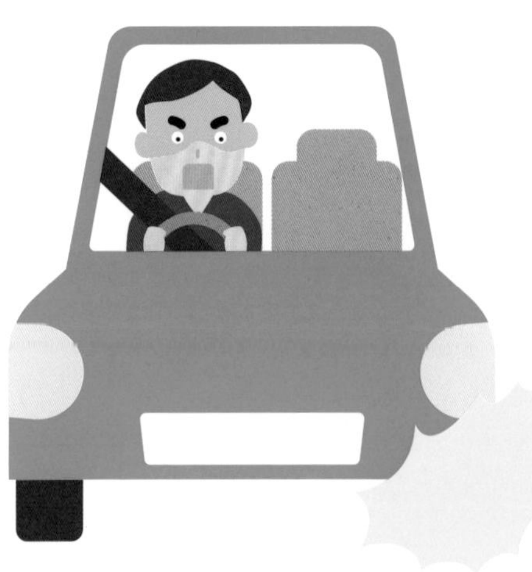

書類の整理が苦手で、
部屋の片づけも
思うように進まない

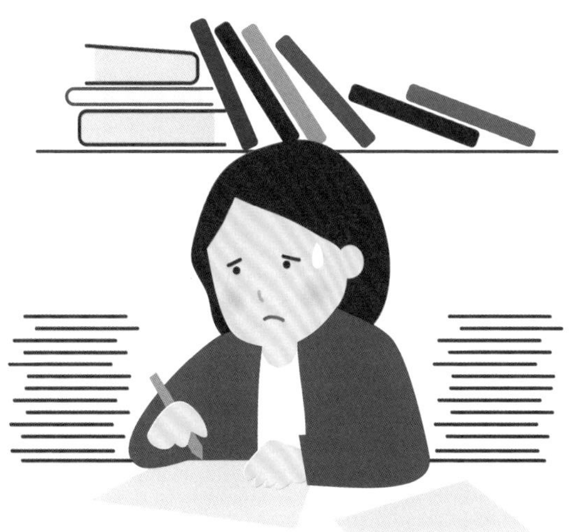

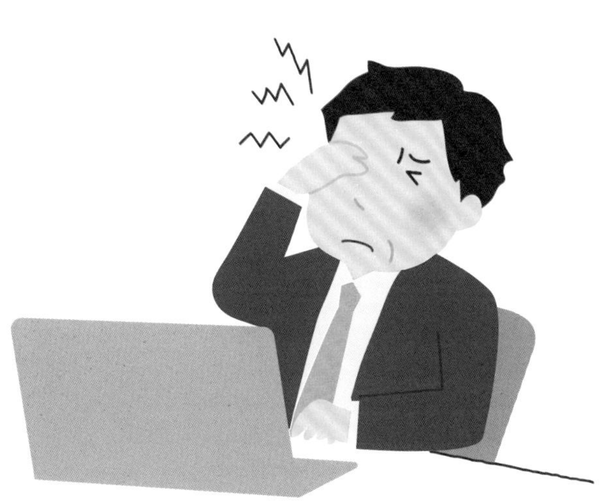

パソコン作業や読書で
眼精疲労を感じやすく、
頭痛になる

はじめに

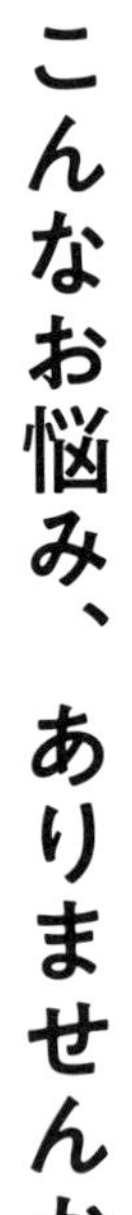

子どものと
キャッチボールが
うまくできない

料理や手芸など
細かい作業が苦手

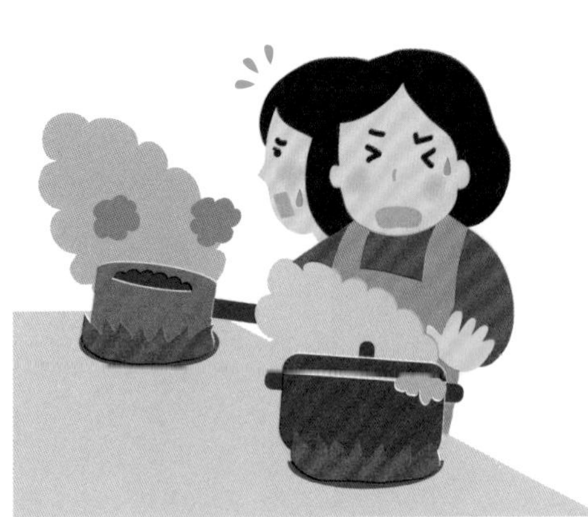

スケジュール管理が苦手

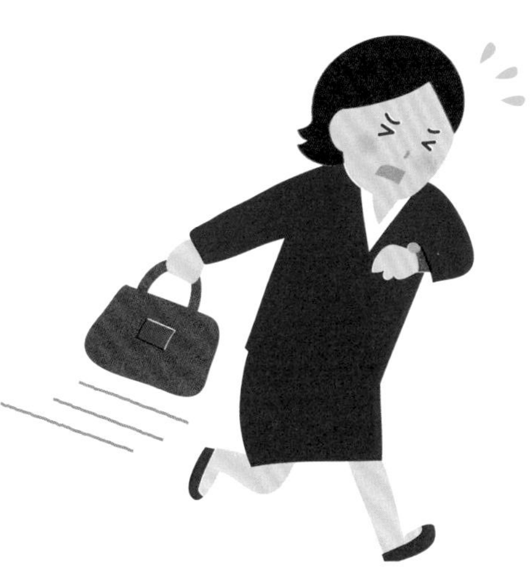

仕事で微妙なニュアンスの指示が読み取れない

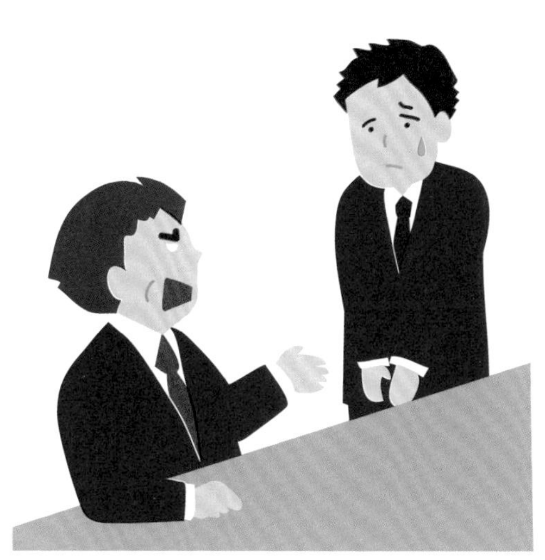

これらのお悩み、

実は**あなたの「眼」が原因かもしれません。**

眼といっても、いわゆる視力のことではありません。

眼の持つさまざまな機能、**「視機能」**を意味しています。

視機能とは、

「対象を正確に捉え、それに伴う身体動作を正確に脳から手足に伝える力」のこと。

それに対し、視力は

「対象そのものを正確に捉える力」。

だから、いくら視力がよくても、

こういった悩みは解決できないのです。

この本は、

視機能を鍛えることで、
ともすれば「発達障害」とも呼ばれる
悩みを改善・解決に導く本

です。

「でも、視機能なんてどうやって鍛えれば
いいの？」

って思いますよね。

安心してください。

「ビジョントレーニング」
という言葉、聞いたことはありませんか？

アメリカで生まれた
視機能改善トレーニングで、
戦後、アメリカ空軍パイロットの訓練法として開発され、
20年ほど前に日本に入ってきたものです。

私は、そのビジョントレーニングを専門に教える
「ビジョントレーナー」
の仕事をしています。

野球、卓球、スキー、スポーツクライミングなど
身体動作の正確な把握が必要なスポーツのプロ選手たち。

そういった人たち以外にも、
「発達障害・グレーゾーン」と言われる
子どもや大人の改善指導もおこなっています。

私の前著『発達障害の子どもを伸ばすビジョントレーニング』（実務教育出版）ではお子さんを対象に執筆しましたが、**今回は大人を対象に執筆しました。**

私は全国の小中学校などでトレーニングセミナーをおこなっているのですが、保護者のお話をよくよく聞いてみると、**保護者自身にも発達障害が疑われるケース**が多く見られます。

親の保護下にある子どもと違い、
大人の発達障害は気づかれにくいものです。

また**「仕事」において他人と関わるケース**が多くなるため、
命に関わったり、より深刻なケースを引き起こしやすいのです。

でも、あきらめる必要はありません。
大人でも、トレーニングを続けることで改善が十分可能です。

毎日忙しい方でも続けられるように、

「1日5分」のコンセプトで書きました。

本書によって、少しでもあなたが

人生を生きやすくなることのお手伝いができたら、

これほど嬉しいことはありません。

それではさっそく、内容に入っていきましょう。

ビジョントレーニングを続けて改善した方々の声

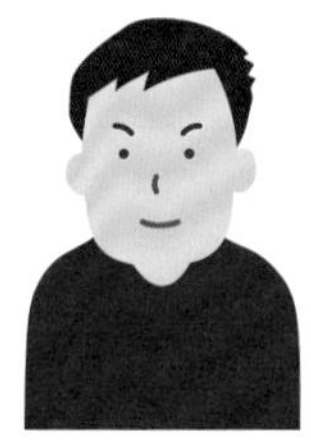

36歳　男性

トレーニング後は、いままでに感じたことのないくらい、周囲が見える感じがしました。
続けていくことで視野が広がり、趣味のフットサルにもいい効果が期待できるのでは、とワクワクしています。

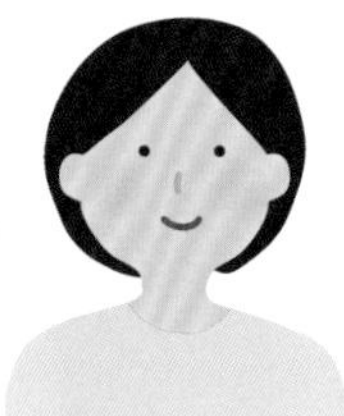

48歳　女性

子どもの習いごとに効果があると思い親子で始めたところ、自分の方ができずにびっくり。子どもに笑われましたが、なんとか続けています。慣れてくると、新しいルールを子どもに作ってもらい、汗だくで頑張っています。
自分自身が日々、いきいきしていくのを感じています。

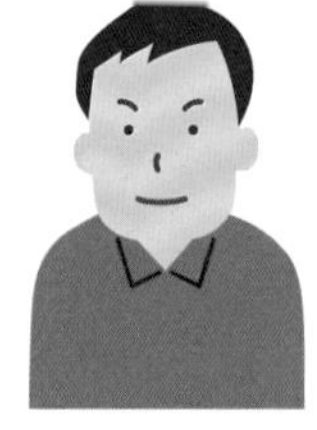

42歳　男性

地味な動きなのに、けっこうしんどい。初めのころは数分で疲れを感じていましたが、頑張って続けることで、いままで「見にくい」と感じていたところが見えてきたように感じます。

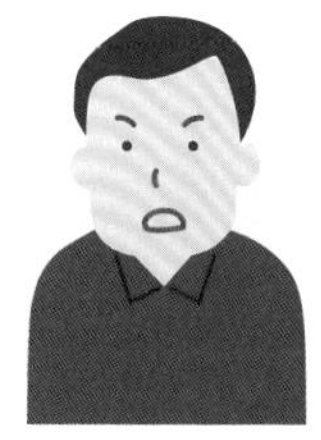

54歳　男性

トレーニング中に違和感がありましたが、終わったあと、鏡で見てみると自分の体が傾いていることがわかりました。日々の生活でまたもとに戻ってしまうかもしれないので、しばらく続けていこうと思います。

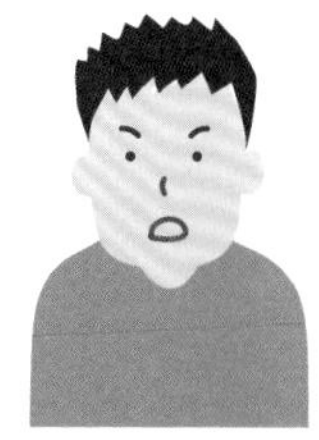

基礎の眼球運動の情報だけは知っていたので、良かれと思いガンガンやってしまっていました。いまは基礎と応用を分けて取り組んでいます。基礎運動が好きなのですが、やりすぎると疲労につながるので、注意しながらやっています。

34歳　男性

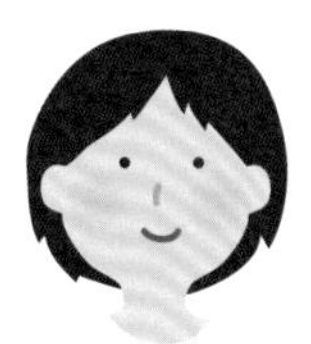

トレーニング中は頭がパニック状態になるのですが、終わったあとはすがすがしい気持ちになれます。心身ともにスッキリとした感覚が心地よいので、おすすめです。

52歳　女性

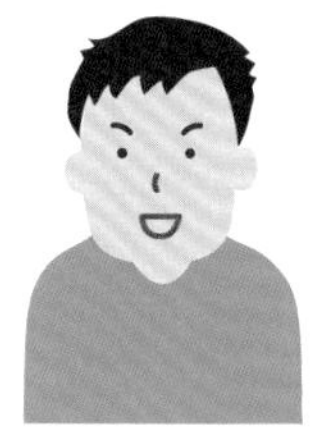

ずっと、原因不明の頭痛と眼精疲労に悩まされていました。頭痛薬が欠かせない日々だったのですが、ビジョントレーニングと出会って寄り目が苦手なことが原因だと分かりました。トレーニングに取り組んでいったところ、いまではすっかり薬がいらなくなりました。

32歳　男性

ビジョントレーニングは、子どものためのトレーニングという印象でした。「大人でもできるのですか？」という問い合せから始まり、いまでは日々の生活の中で意識して取り組んでいます。

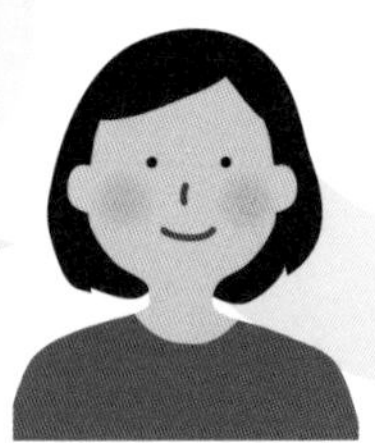

28歳　女性

もともと、予測不能なことが起きると動悸が激しくなったり、汗がとまらなくなったり、落ち着いていられない傾向がありました。
ビジョントレーニングに出会ったのは、その症状とはまったくの別ルート。デスクワークの会社で午後になると簡単な眼球運動を全員で取り組むようになり、スッキリする感覚があったので興味を持ちました。自宅でも簡単に取り入れられる基礎運動から始めてみて、いまでは筋トレの延長線でビジョントレーニングを日々の日課にしています。
基礎から応用トレーニングへ移ったころに気づいたのですが、これまでパニック症状に陥っていた場面でも、少しは落ち着いていられるようになりました。視野が広がったというか、周りが見える感覚です。これまでアップアップになっていた業務量も、前より客観視できている気がします。
トレーニング自体は地味なものですが、激しくリズムにのるトレーニングが苦手なので、自分には合っている気がします。これからも続けていこうと思います。

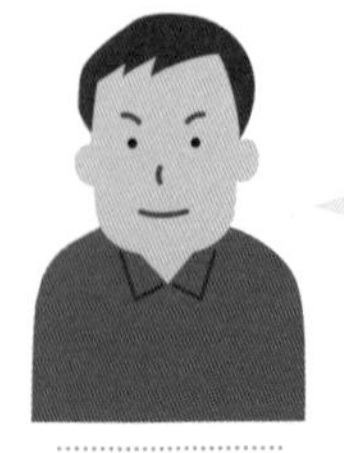

38歳　男性

「ビジョントレーニング」と聞いて、何か特別なトレーニングをイメージしていました。実際に取り組んでみると難しい内容ではないので、自宅でも続けられそうです。

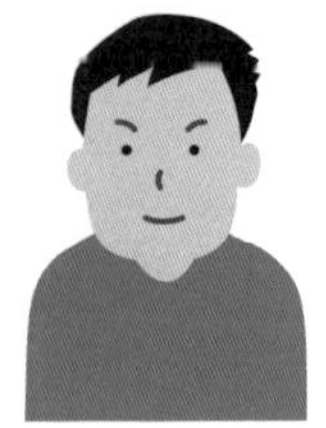

25歳　男性

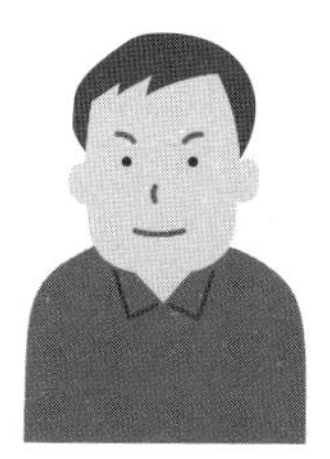

48歳　男性

テスト対策で速読教室に通っていましたが、なかなかいいスコアが取れずにいました。その教室の講師から「ビジョントレーニング」のことを聞き、半信半疑でトレーニングを開始しました。３か月たったころから速読のスコアも上がりはじめ、読解力の向上も実感。なんと4回目となる司法書士試験に合格できました。いまではテスト対策ではなく、日々の業務のパフォーマンス向上としてトレーニングを継続しています。

子どもたちと関わる仕事をしているため、試しにトレーニング講座に参加してみました。「眼の動きって、人によってこんなに違うのか」と驚きました。そして、撮影してもらった自分の眼の動きを見てビックリ！寄り目ができていなかったり、お手玉も、特定の方向が追えていなかったのです。そういえば同じところをぶつけたり、書類の内容を読み飛ばしていて後から気づいたり…。子どもたちに伝える前にまずは自分、とトレーニングを始めました。
ビフォーアフターを実感したかったので、初日に基本の眼球運動をすべて自撮りしました。左目の動きが悪かったので、トレーニング以外にも自宅で右目をさえぎる時間を毎日30分設けて集中的に取り組みました。
1か月後のいま、3秒ほど、両目で寄り目ができるようになりました。私の変化の動画を親御さんにお見せしたところ、教室内で話題となり、教室でもビジョントレーニングを取り入れてみようということになっています！

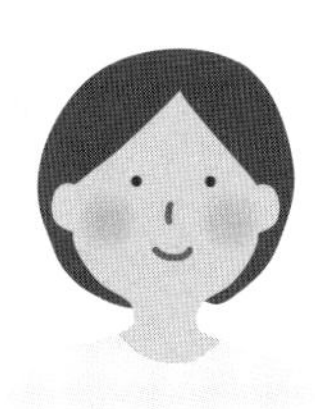

53歳　女性

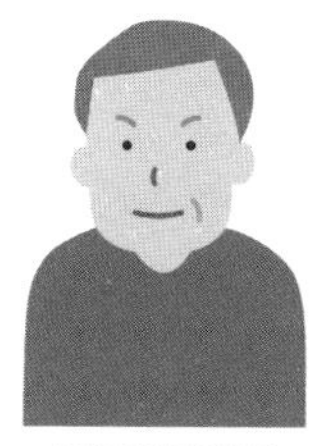

71歳　男性

かかりつけの眼科医から、「斜位や見えにくさを改善したいのであればビジョントレーニングをしてみたら？」と紹介してもらったのがきっかけです。
趣味のテニスでうまく打球が返せなくなっていたり、眼精疲労も自覚する頻度が多く支障が出てきたので、本格的にトレーニングを開始しました。
いまでは眼精疲労は改善。テニスも思いどおりにボールを打ち返せるので、楽しめています。

本書を読み進める前にチェック！

心当たりのあるものにチェックしてください。
あなたの眼の「クセ」がわかります。

A

- □本を読むのがとても遅い
- □目の乾きを感じ、よく目薬を使う
- □暗いところや夜、見えづらさを感じる
- □自分では眠いと感じていないが、周りから「いつも眠そう」と言われる
- □エスカレーターに乗る際、タイミングを合わせるのが苦手
- □ゴルフなどのスポーツで自分が打ったボールをよく見失う
- □人のボディランゲージや顔の表情が読めない
- □失敗したとき、自分のせいにすることが多い
- □映画館で映画を観ると疲れるので、家で観ることが多い
- □人見知りする方だ

B

- □車の運転中に急ブレーキをかけることがよくある
- □デジタル機器以外の手元での作業時に眼が疲れる
- □写真を撮られるときに「あごを引いてください」と言われる
- □夏の外出時にはサングラスが欠かせない
- □周りから猫背と言われたことがある
- □目の前に人や物が急に出てきたとき、反応が遅れることが多い
- □舌が上あごについていないことがある

□「話し声が大きい」と言われることがある
□夜、眠れないことが多い
□本を読んでいて文字や行を飛ばしてしまうことがある

C

□リズム感が悪い
□いまだに右と左を間違えることがある
□左右で眼の大きさが違う
□人から説明や指示を受けても、頭の中で内容をイメージできない
□物事を中途半端に終わらせてしまう
□方向音痴で、地図があっても道に迷うことがある
□鏡で顔を見ると、顔の形の左右差や眉毛の高さの違いを感じる
□駐車が苦手だと感じる
□まぶたが下がって、眼が小さくなったように感じる
□台所での細かい家事が苦手

A：チェックが多ければ多いほど…

➡「内斜位（ないしゃい）」の可能性あり（52 ページ参照）

B：チェックが多ければ多いほど…

➡「外斜位（がいしゃい）」の可能性あり（52 ページ参照）

C：チェックが多ければ多いほど…

➡「上下斜位（じょうげしゃい）」の可能性あり（53 ページ参照）

1章 ビジョントレーニングで高められる7つのサバイバル力

2章

サバイバル力を高める7つのビジョントレーニング

3章

あなたの生きづらさは「眼」が原因かもしれない

4章

「視機能」を鍛えれば、いまよりもっと生きやすくなる

眼の跳飛性と空間認知力を高めるトレーニング

眼のトータルスキルを上げるトレーニング

ビジョントレーニングで高められる７つのサバイバル力

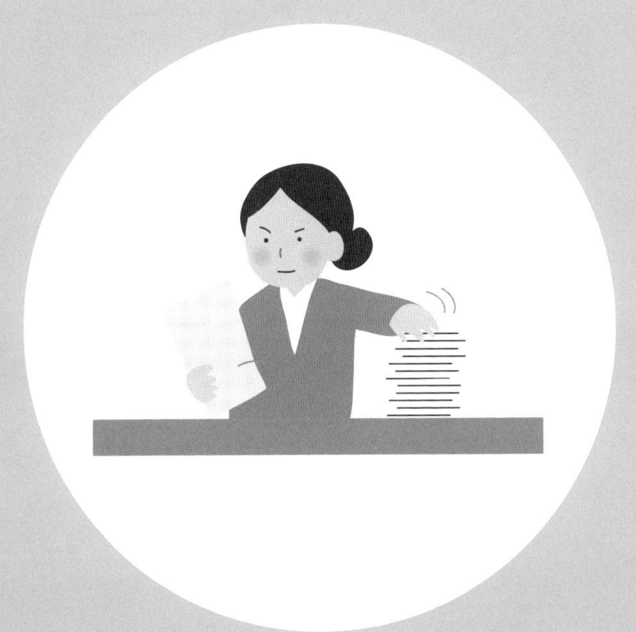

本書では、「ビジョン＝視機能」を意味します。
視機能とは、「眼で対象を正確に捉え、体の動作を正しく脳に伝える力」です。
視機能の向上は、次の７つのサバイバル力＝日常を生きやすくする力につながります。

サバイバル力❶

文字を正しく読む力

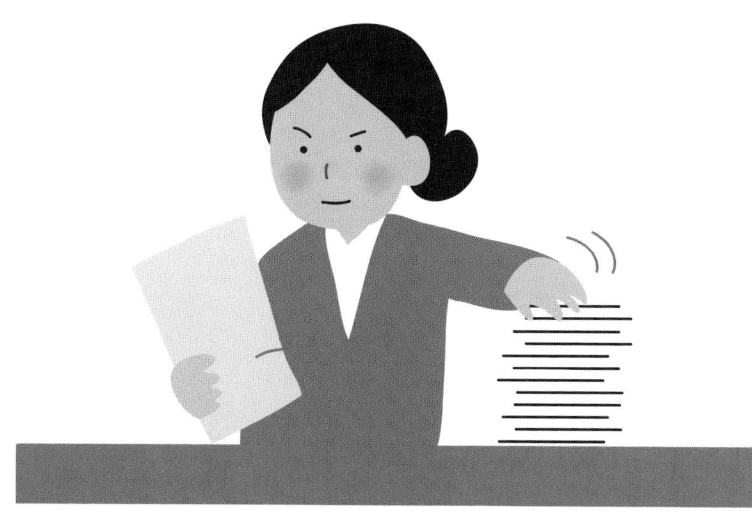

大量の書類も読み間違えずに処理できる

こんなことができる

▷文章を読み飛ばしたり、読み間違うことなく読める

▷文章の内容を正しく理解できる

サバイバル力②

文字や線、図形を正しくかく力

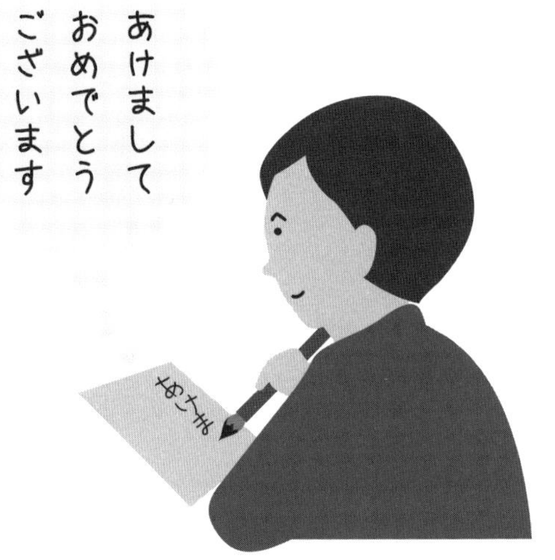

小さなスペースに細かい文字を書けると意外と役立つ

こんなことができる

▷文字や図形がきれいにかける

▷整理整頓ができる

▷誤字脱字に気づける

▷災害時にスムーズに避難できる

サバイバル力❸

手先をうまく（力を加減して）使う力

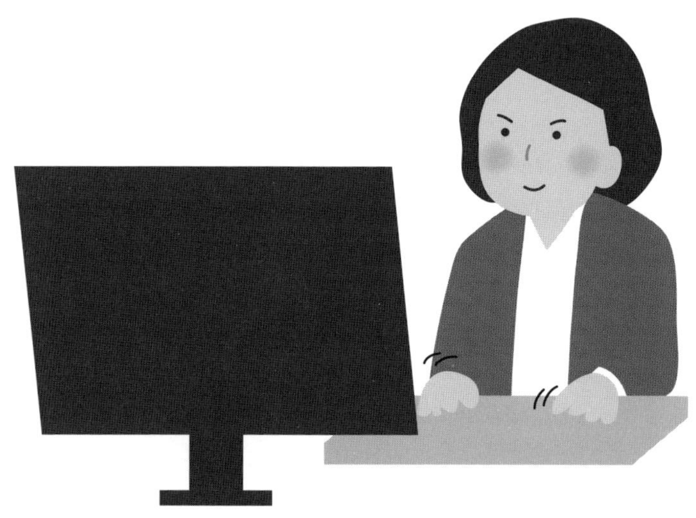

ブラインドタッチは生産性の向上に欠かせない

こんなことができる

- ▷手先を使う道具を正しく扱える
- ▷ボタンを留めたり、ひもを結んだりできる

サバイバル力④

物事に集中する力

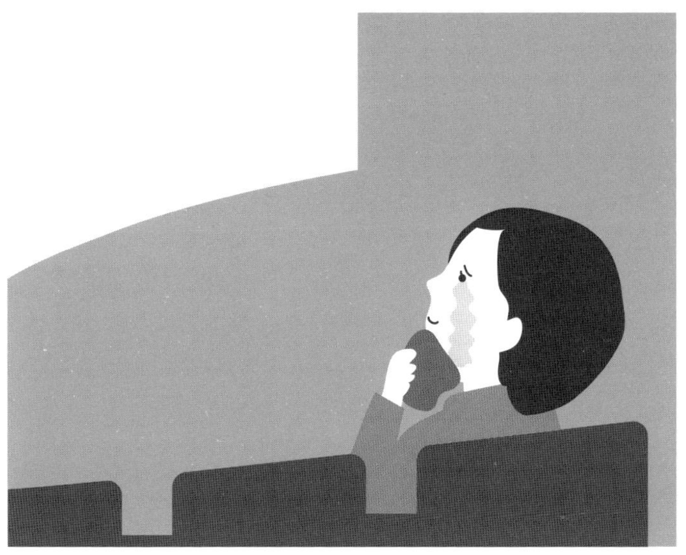

映画で泣けるのは集中力がある証拠

こんなことができる

- ▷単純作業でも集中力しておこなえる
- ▷たくさんの本が読める
- ▷文字数が多い本を苦にせず読める
- ▷TPOをわきまえて行動できる

サバイバル力❺

物事を記憶する力

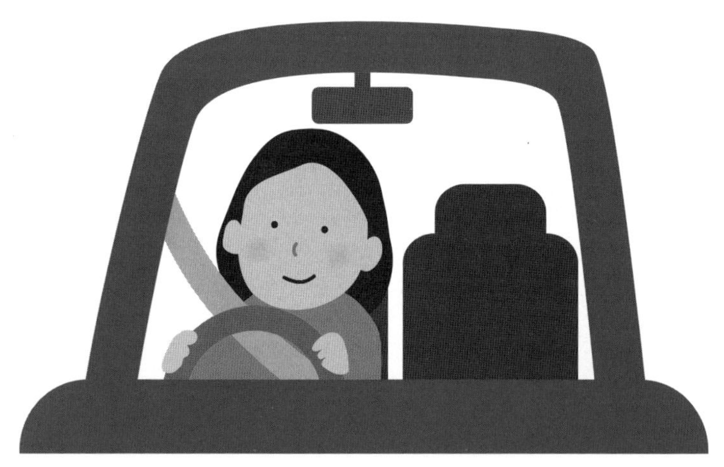

車の運転では記憶力がものをいう

こんなことができる

- ▷見たり感じたりしたことをひもづけて行動に移せる
- ▷数字や漢字、言葉を正確に引き出せる
- ▷言われたことややるべきこと、やりたいことを忘れずに行動に移せる

サバイバル力❻

運動を楽しむ力

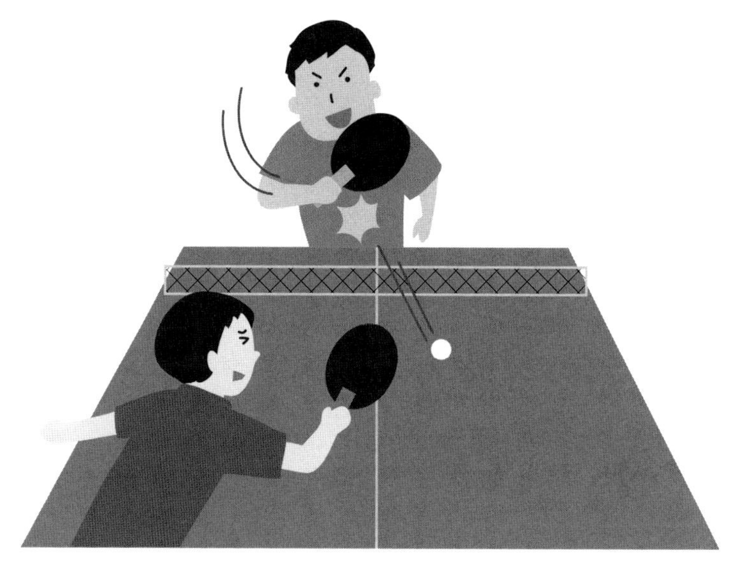

日常的なスポーツには意外と動体視力が必要

こんなことができる

▷道具を扱う運動やスポーツが楽しめる

▷お手本を上手に真似できる

▷体を思いどおりに動かせる

サバイバル力❼

人とうまく
コミュニケーションする力

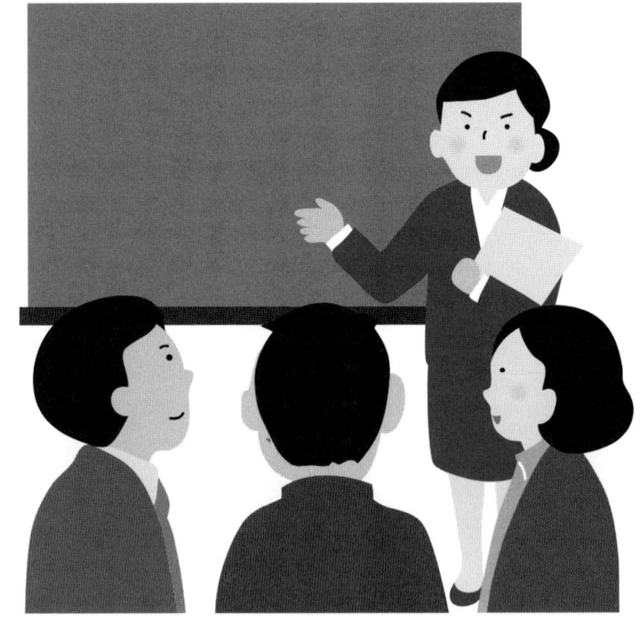

プレゼンやファシリテーションが上手な人は
コミュニケーション力がある証拠

こんなことができる

▷サバイバル力❶～❻の動きを統合したもの

▷❼ができれば発達障害は明らかに改善しているといえる

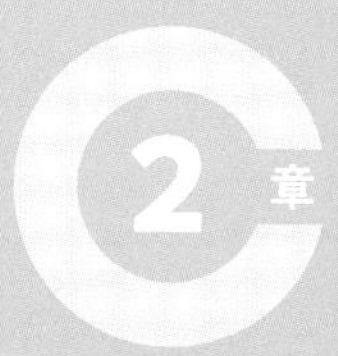

サバイバル力を 高める 7つのビジョントレーニング

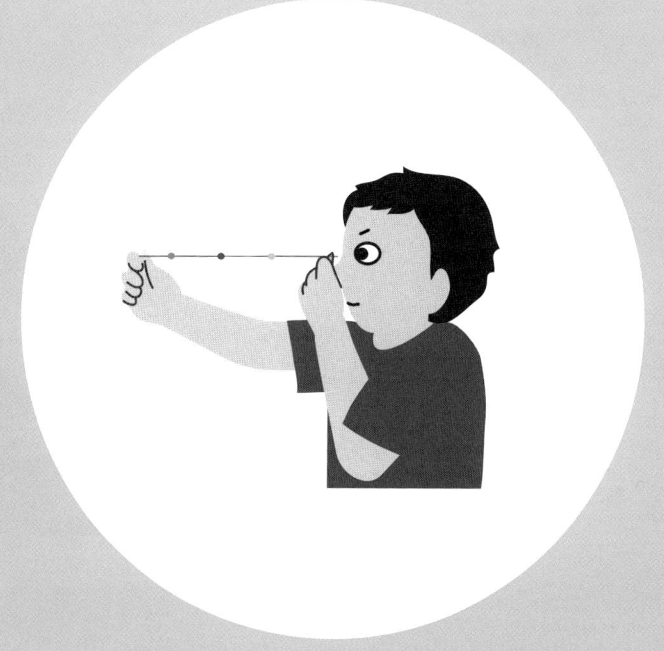

眼球運動の基本となるビジョントレーニングを7つ用意しました。
どれもサバイバル力を高めるために重要なトレーニングです。
積極的に取り組んでみてください。

トレーニング❶

跳飛性眼球運動（サッケード）

（跳飛：ちょうひ）

見たいものや探し物を見つけるトレーニング

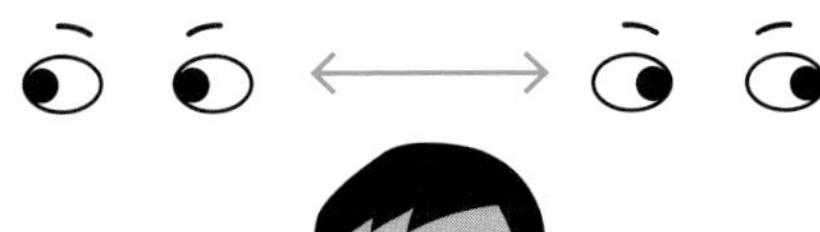

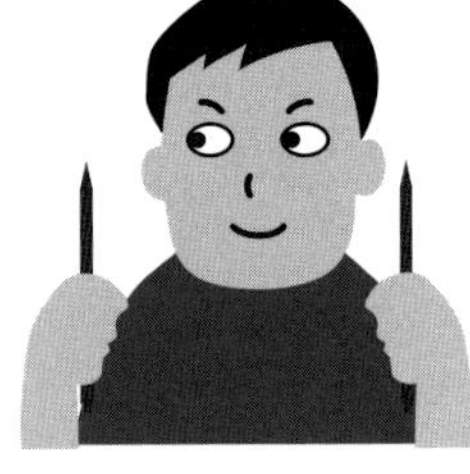

ボールペン２本を持ち、
ペン先に交互に視線を飛ばす

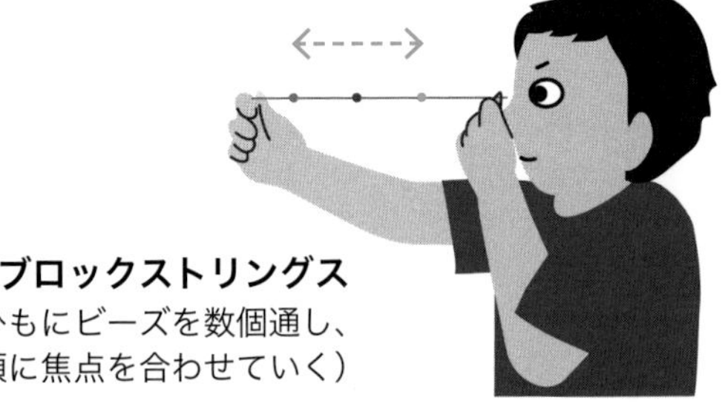

ブロックストリングス
（ひもにビーズを数個通し、
順に焦点を合わせていく）

こんなことができるようになる

- ▷本が早く読めるようになる
- ▷球技がうまくなる
- ▷物事の記憶力が高まる

高められるサバイバル力
❶・❸・❺・❻・❼

トレーニング❷

追従(ついじゅう)性眼球運動(パスート)

動いているものを見るトレーニング

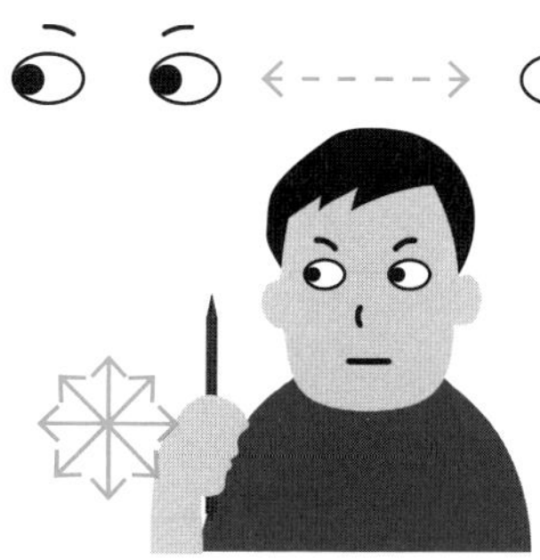

ボールペン１本を上下・左右・
斜めに動かしながら、
目線でペン先を追いかける

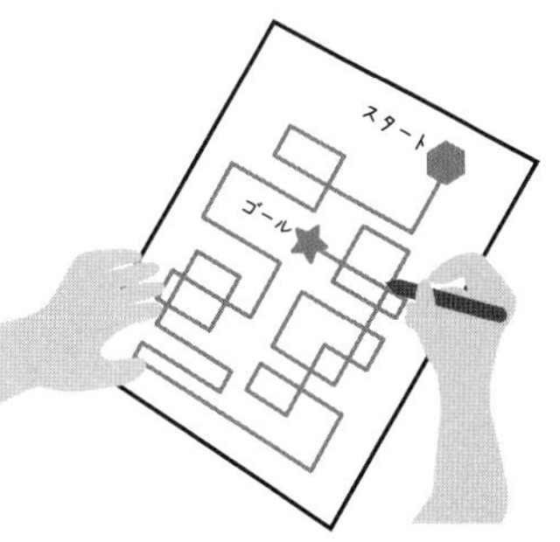

複雑な図形の線をなぞる
(著者のサイトから図形のデータを
ダウンロードできます)

こんなことができるようになる

- ▷目と手、目と体との動作連携がスムーズになる
- ▷書類などで数字を見落としにくくなる
- ▷エクセルの列や行を飛ばしにくくなる
- ▷ブラインドタッチが得意になる

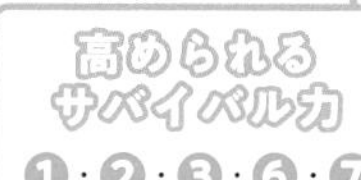

トレーニング❸

両眼のチームワーク運動

遠近を交互に見るとき、
両眼を離したり寄せたりするトレーニング

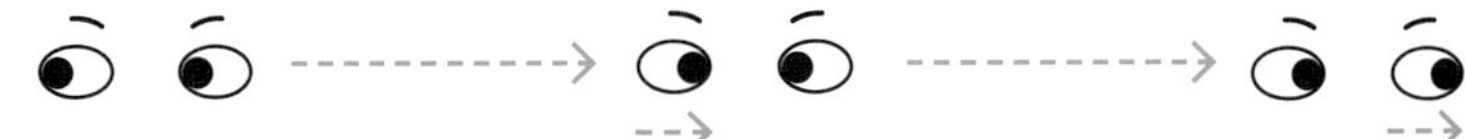

眼のリレー
（両眼を左右のどちらかに寄せ、眉間側の眼はそのままの状態で、もう片方の目を眉間に寄せる。両眼が寄り目になったら、そのままにしていた目をこめかみ側に動かし、戻してリレーしていく）

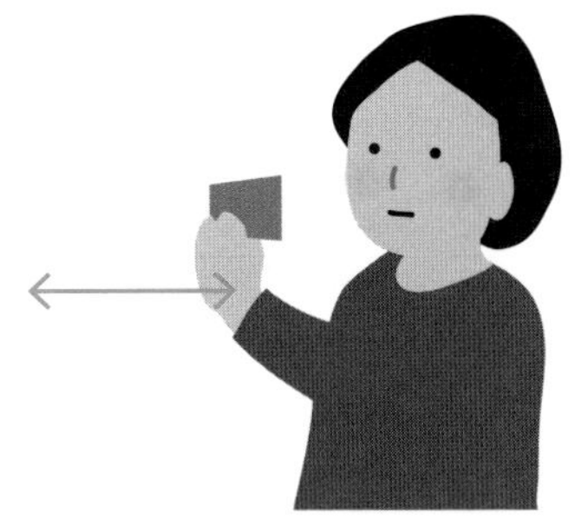

トロンボーン
（名刺を前後左右に動かし、書かれた文字を眼で追いかける［動作がトロンボーンを吹いているように見える］）

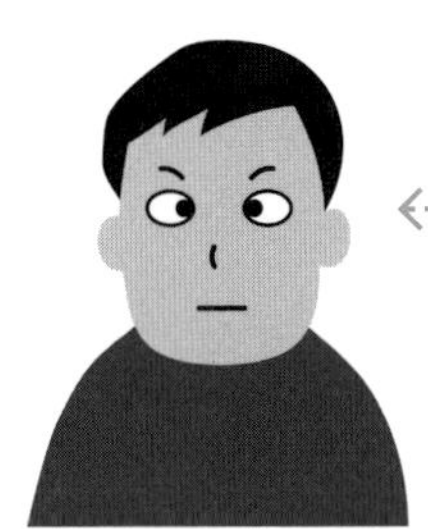

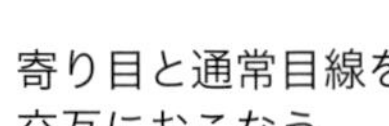

寄り目と通常目線を交互におこなう

こんなことができるようになる

▷**目のピントがくっきりする**

▷**距離感が正しくつかめるようになる**

高められるサバイバル力
❶・❷・❸・❹・❺・❻・❼

トレーニング④

眼と体のチームワーク運動

「見て・考えて・動く」流れを正しくおこなう
トレーニング

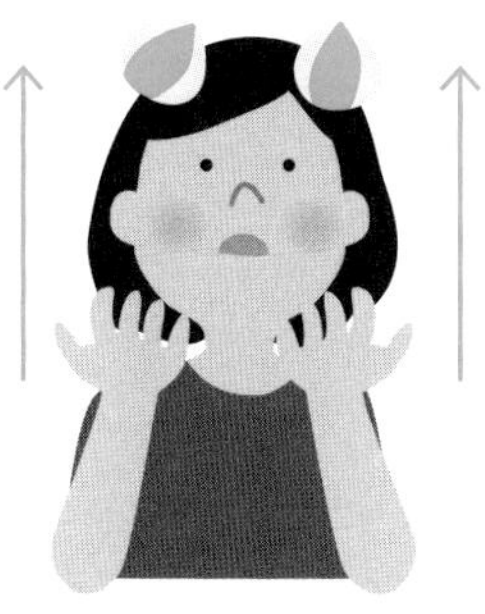

お手玉を両手で同じ高さに
投げ上げて、
同じ高さでキャッチする

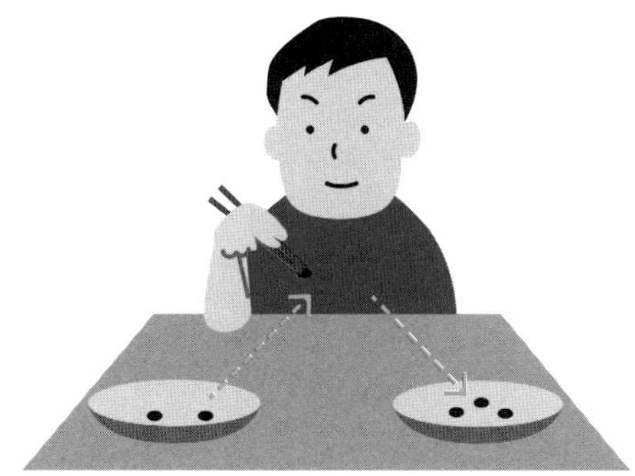

お箸でお皿の上の大豆をつかみ、別のお皿に移す。
利き手と反対側でおこなうと効果 UP ！

こんなことができるようになる

▷**落ち着きのなさが改善する**

▷**運動能力が向上し、日常生活が楽になる**

高められるサバイバル力
②・③・⑤・⑥・⑦

トレーニング⑤

実空間と視空間の認知運動

視覚と四感（聴覚・触覚・味覚・嗅覚）を統合し、
頭の中と現実世界のギャップを埋めるトレーニング

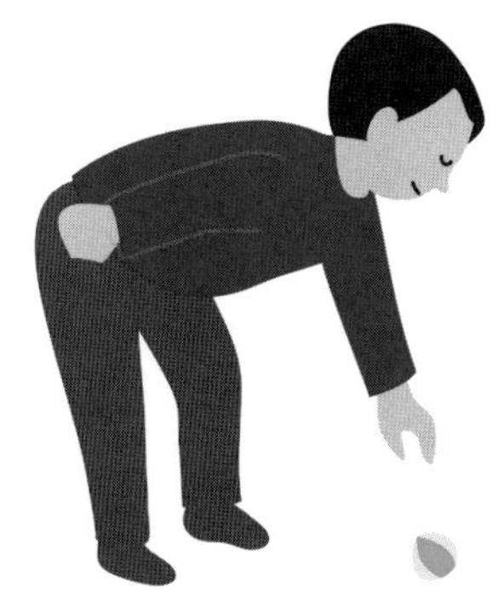

目を閉じた状態で
投げたお手玉を拾いにいく

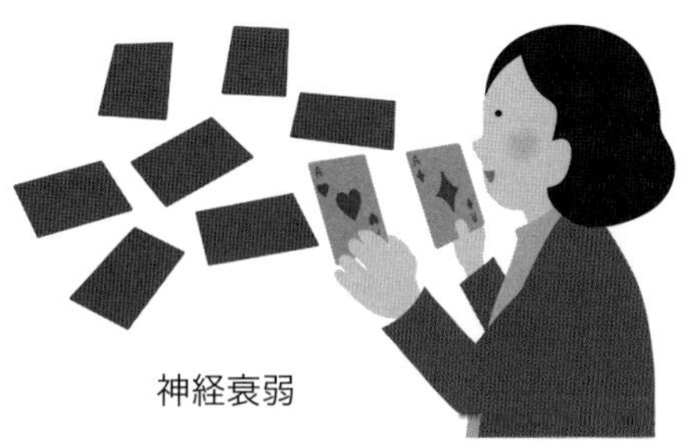

神経衰弱

こんなことができるようになる

▷形をイメージする力、言葉を選んで使う力、
コミュニケーション力、記憶力のUP

高められる
サバイバル力
②・③・④・⑤・⑥

トレーニング❻

ボディマッピング運動

位置覚（視覚に頼らず自分の身体位置を判断する感覚）を明確にするトレーニング

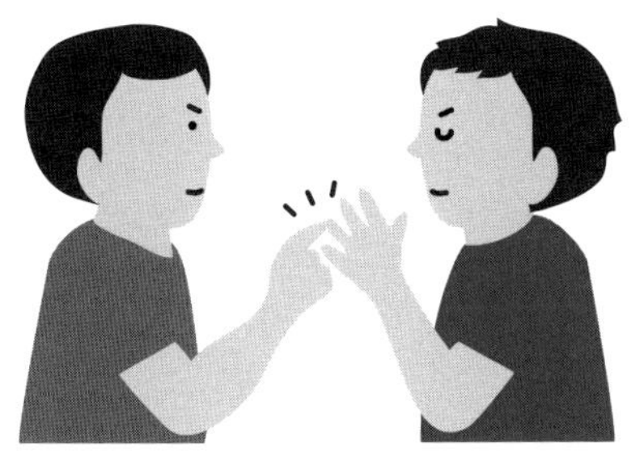

目を閉じた状態で第三者に手の指を触ってもらい、あてる

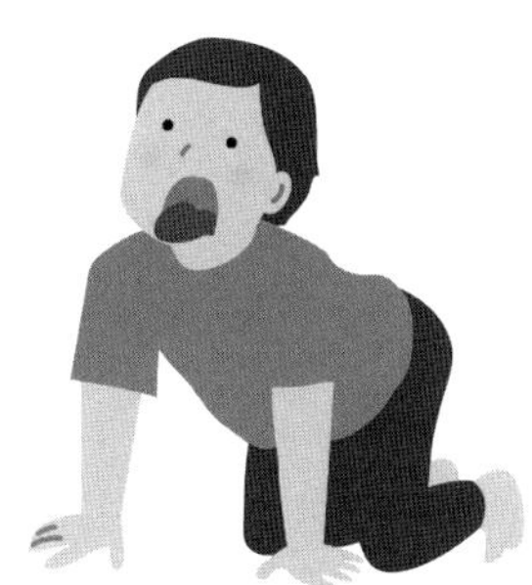

ヨガ
（ここではライオンのポーズ）

こんなことができるようになる

▷**自分の身体位置を知ることで、**
頭と体の動きが一致するようになる

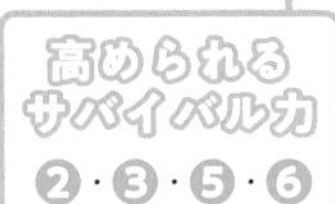

トレーニング❼

緊張の緩和運動

緊張をほぐし、左右の身体バランスを整える
トレーニング

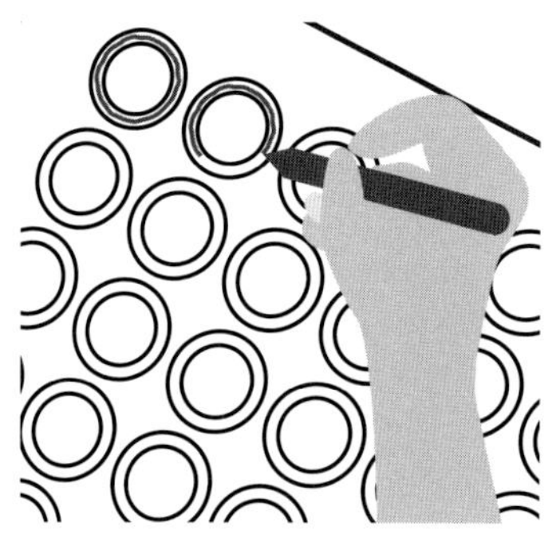

左右の手で、二重丸の中に（どちらの丸にも触れないように）もう一つ丸をかく（著者のサイトから図形のデータをダウンロードできます）

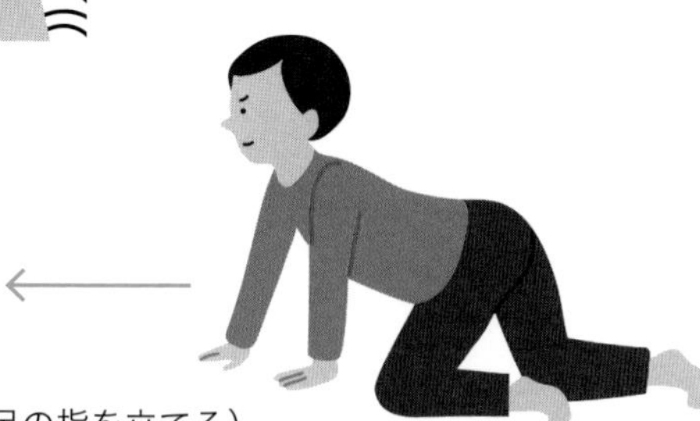

ハイハイ（足の指を立てる）

こんなことができるようになる

▷運動能力が向上し、道具がうまく使えるようになる

▷眼球運動がうまくなる

高められるサバイバル力
❶・❷・❸・❻

あなたの生きづらさは「眼」が原因かもしれない

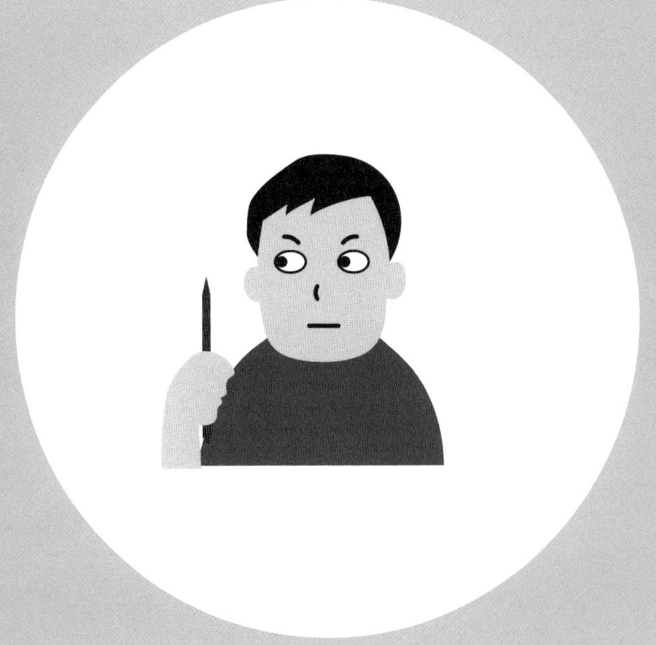

眼の構造や視機能の役割、誰もがもっている眼のクセや
眼にまつわるトラブルについてまとめました。
この章で、自分の眼についてじっくり考えてみませんか？

眼の内部構造

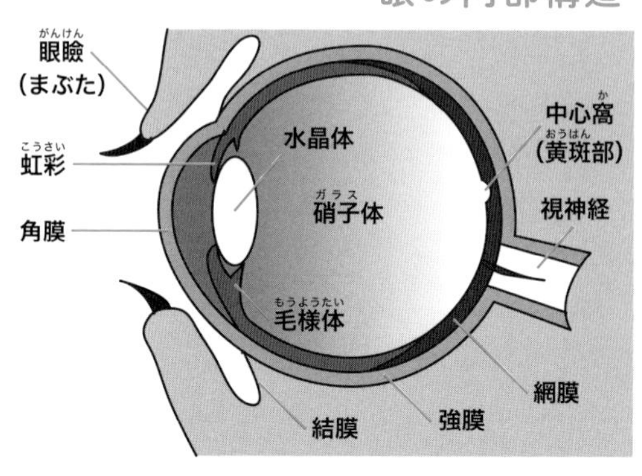

500円玉くらいの大きさの球体の中に、さまざまな機能が詰まっています。

■眼の構造と見えるしくみ

この章では、私たちの「眼」がどのような構造になっているのかをお話しします。まず、上の図を見てください。

眼はカメラのような構造になっており、目の前にあるものの形や色を光によって判断します。

光は、眼の一番外側にある「角膜」を通過して眼の中に入ると、カメラでいう絞りの部分にあたる「虹彩（こうさい）」が「瞳孔（どうこう）」の大きさを調整し、入ってくる光の量を調節します。

対象物にピントを合わせるのは「水晶体」です。さらに、「毛様体筋（もうようたいきん）」という眼の筋肉が、水晶体を引っぱったりゆるめたりしてピントを調整します。

水晶体を通った光は眼の奥の「網膜」に届きます。網膜はフィルムのような役割を果たし、届いた映像を映し出すところを「焦点」といいます。

集まった光の情報は「視神経」を通って脳の「視覚野（しかくや）」というい わば、プリント工場で「像」として認識されます。そして、よ

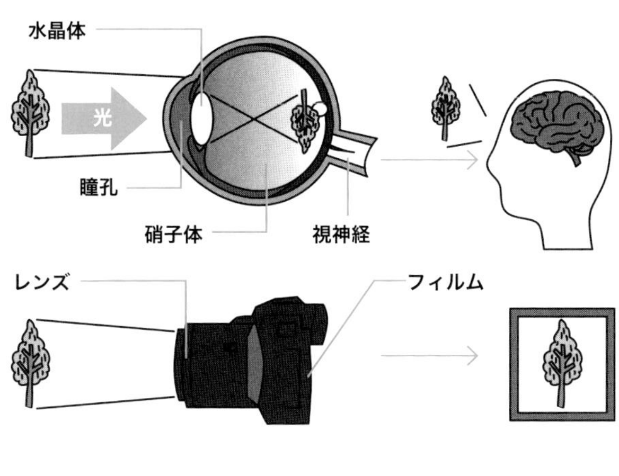

対象は網膜に反転して写りますが、脳内で元どおりに修正されます。

うやく目の前にあるものが見えるというわけです。

また、眼が正常な働きをするために必要なのが「涙」です。まばたきをするたびに「涙腺（るいせん）」から涙の分泌が促され、眼の表面の乾燥から守り、細菌やウイルス、ゴミなどの異物や老廃物を洗い流してくれます。

現代人は、パソコンや携帯の普及により眼を酷使する機会が飛躍的に増えたため、ドライアイを発症する人が増えています。目薬は体質に合ったものが選びづらいため、温めたおしぼりをあてたり、水分や脂質を積極的に摂ることをおすすめします。

■眼はもともと脳の一部

朝起きてから夜眠るまで、私たちは視覚によって多くの情報を得ています。

また、視覚以外にも聴覚、嗅覚、触覚、味覚と呼ばれる「五感」により、さまざまな情報を脳に送って生活しています。

その割合は、聴覚が7％、嗅覚が3％、触覚が2％、味覚が1％を占めているのに対し、視覚の割合はなんと87％。

水晶体の遠近調整のしくみ

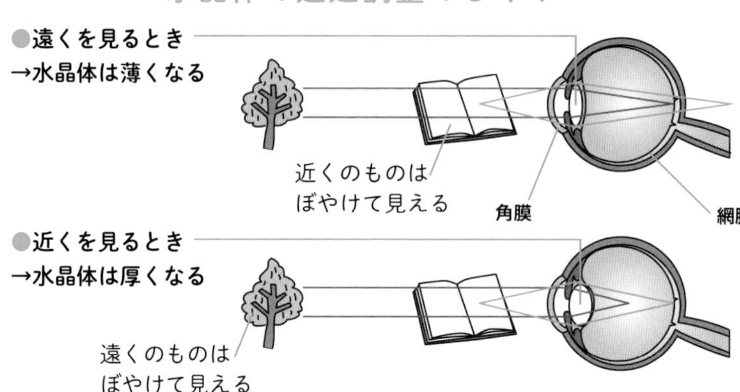

視覚と嗅覚は脳に直接つながる「特別感覚」と呼ばれており、脳との関係性が他にくらべて強いことも特徴です。

さらに、脳からは12対もの神経が出ており、そのうちの半分にあたる6対は眼とつながっています。

そもそも、眼は脳から派生してできたものです。

胎児が母親のおなかの中に誕生後、約2週目で胎児の脳から「眼杯（がんぱい）」という「眼の芽」が出てくることがわかっています。眼杯からは、表皮に向かって誘導因子が放出され、やがて水晶体を形成していきます。

心臓や胃などと違い、眼は脳から派生しています。ですから、眼も立派な「臓器」といえます。

直径約24ミリ、重量約7gの、体の外にむき出しになっている小さな臓器なのです。

■視機能の5つの役割

次に、眼が見えるためのしくみを支える「視機能」についてお話します。

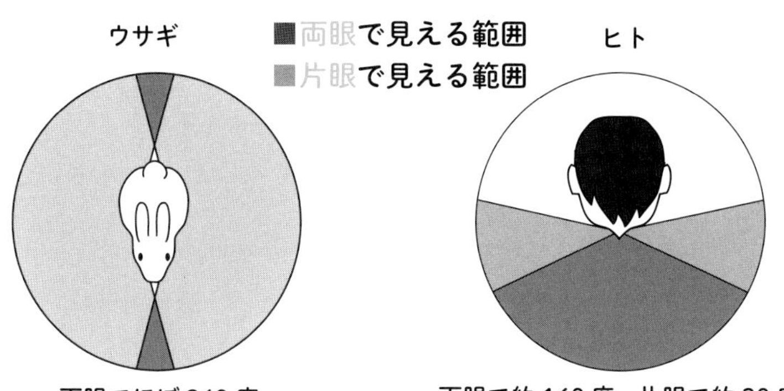

視機能の役割は、大きく分けると次の5つです。

❶ピント調節……**対象にピントを合わせる機能**

私たちが近くのものや遠くのものを見るときは、毛様体筋が水晶体を薄くしたりふくらませることでピントを調節しています。

❷周辺視野の確保……**見たいものとその周辺を捉える機能**

「視野」とは、「眼で見られる範囲」のことを指します。片眼だけの視野は「単眼視野」、両眼の視野を「両眼視野」と呼び、それぞれに「中心視野」と「周辺視野」があります。

大人の周辺視野は両眼で約160〜200度、8〜12歳の子どもの場合は、約90度といわれています。ウサギの場合であれば、眼が顔の側面にあるために、両眼の周辺視野は約360度といわれています。エサを食べながらも、ぐるりと見渡せる機能を使って外敵に襲われないように身を守っているというわけです。

❸両眼視……**両眼でものを見る機能**

眼は、左右両方で見て初めて、奥行き感や立体感、遠近感がわ

視機能の持つ５つの役割

❶ **ピント調節**……………対象にピントを合わせる
❷ **周辺視野の確保** ……見たいものとその周辺を捉える
❸ **両眼視** ………………… 両眼でものを見る
❹ **イメージ** ………………見たものを脳の中で映像化する
❺ **運動感覚** ………………眼と身体の連動性、平衡(へいこう)感覚を司(つかさど)る

かります。
ですから、左右の視野や眼が向いている方向、眼球の動きや位置などにズレがあると、機能に支障をきたしてしまいます。

❹ イメージ……**見たものを脳の中で映像化する力**
私たち人間は、見たものを約5秒だけ網膜上に映像として残すことができますが、それだけでは「見た」ことにはなりません。脳に伝達→記憶→イメージ化することで、脳が網膜に映っているものが何かを認識→理解をします。

❺ 運動感覚……**眼と体の連動性、平衡感覚**
❶〜❹の機能を使って「見た」ものが脳内にイメージされると、脳が筋肉などの体の各部分に指令を出します。
この機能によって、私たちは「動く」ことができるのです。

視機能はこうした要素で成り立っていますが、そのうち視力が関係しているものは❶❷❸❹です。
「視力がいい」と「視機能をしっかり使っている」。

段階❶ 入力 → 信号前に人

段階❷ 情報処理 → 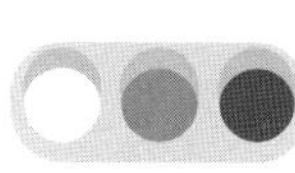 赤信号

段階❸ 出力 → ブレーキ

この2つの意味の違いがおわかりいただけたでしょうか。

■視機能のはたらきの3段階

5つの要素で構成される視機能のはたらきは、さらに上記の3つの「段階」に分けることができます。では、一つずつくわしく説明していきます。

❶の「入力」とは、2つの眼をスムーズに動かして、対象にピントを合わせ、その情報を取りこむことです。そのためには、「視力」「対象にピントを合わせる力」、「動いている対象を追う力」の3つが必要です。

ふだん私たちが言う「視力」とは「止まったものを見る力」を表しています。しかし、私たちの日常では対象物がたえず動いている状態の方が多いため、「対象にピントを合わせる力」と「動いている対象を追う力」の2つの力が必要になってきます。この2つの力を支えているのが、眼球運動です。

次に、❷の「情報処理」です。

たとえば、車を運転しているとき、目の前に障害物が現れたと

6本の外眼筋（左目）

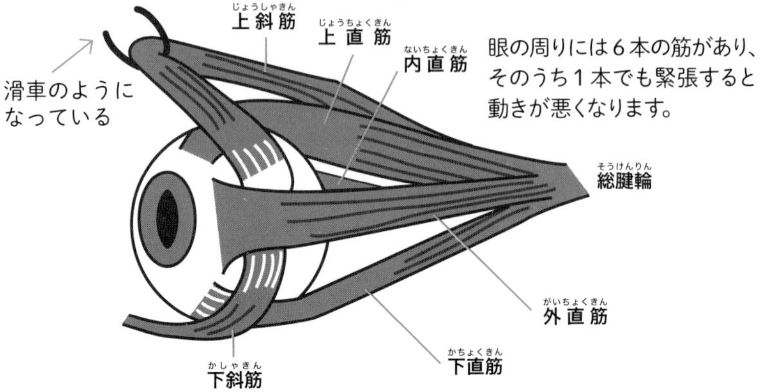

上斜筋
上直筋
内直筋
眼の周りには6本の筋があり、そのうち1本でも緊張すると動きが悪くなります。
滑車のようになっている
総腱輪
外直筋
下直筋
下斜筋

します。そのまま行けばぶつかってしまうと思ったときに、目の前で起こっていることを「イメージ→認識→理解」の順で、脳内で情報処理をしています。

最後に❸の「出力」とは、脳の命令どおりに自分の体を動かすことです。ブレーキをかけて速度を落とし、障害物を避ける必要のある場合は、ハンドルを左右に回します。

このように分析・認識した結果、脳が「適切な命令」を下しているのです。眼が情報を正しく入力しているからこそ、脳が指令を出すことができるというわけです。まさしく「眼は脳の司令塔」といえます。

■誰もが持っている「眼のクセ」

眼には6対の神経に加え、「外直筋」「内直筋」「上直筋」「下直筋」「上斜筋」「下斜筋」という眼を動かす6本の筋肉があります。それらをまとめて「外眼筋」といいます。

この外眼筋は細くて薄い筋肉ですが、非常に強い筋肉であるといわれています。一説によると、筋肉比率としては、筋トレなど

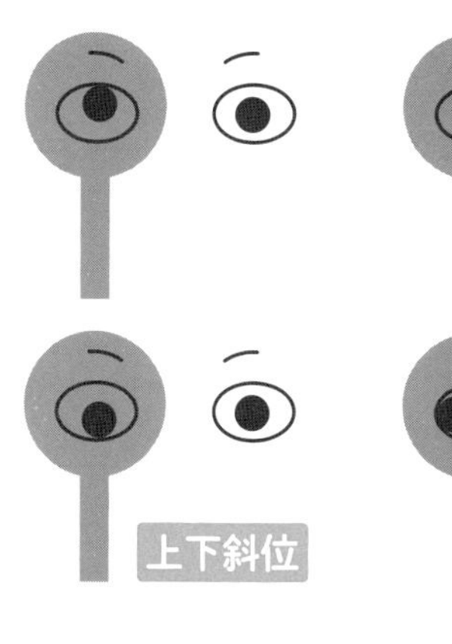

斜位（眼の位置のずれ）は珍しいものではなく、著者の研究では約98%に大なり小なりいずれかの傾向があります。

で発達するアウターマッスル（体の表面に近い筋肉＝表層筋）の約３００倍もの強さがあるといわれています。

６本すべての筋肉が均等であれば問題はありませんが、強さにバラつきがあると、「眼の向きのクセ」となってあらわれてきます。

一般的に、クセとは「爪を噛む」や「貧乏ゆすり」など無意識に出てしまう行動のことをいいますが、この場合のクセとは「遠くを見たときの眼の位置の向きやズレ」のことを意味します。

私たちの眼はまっすぐ前を向いているのが正常ですが、片方の眼を覆うと、覆われたほうの眼は外側、もしくは内側、あるいは上下方向に少しずれます。

なぜなら、覆われた方の眼は対象に視線を合わせる必要がなくなり、楽な位置へ移動して休もうとするためです。しかし、覆いを外した瞬間に黒目はまっすぐに前を向くため、自分はもちろん、他人にもわかりません。このような眼のクセのことを「斜位」といいます。

斜位は大きく分けて、「内斜位」「外斜位」「上下斜位」の３つに分類され、なんと行動や性格まで変わってきます。

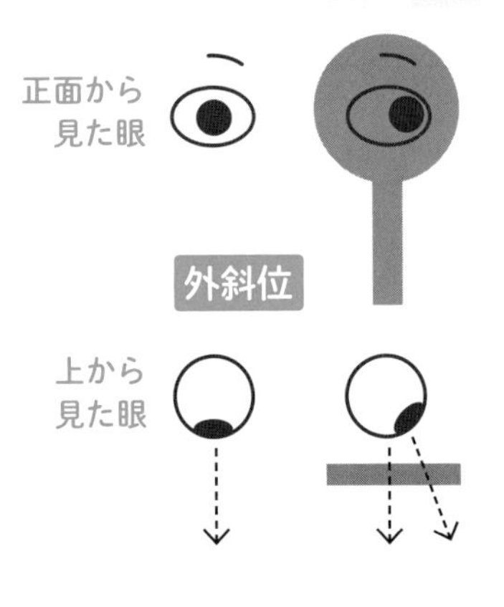

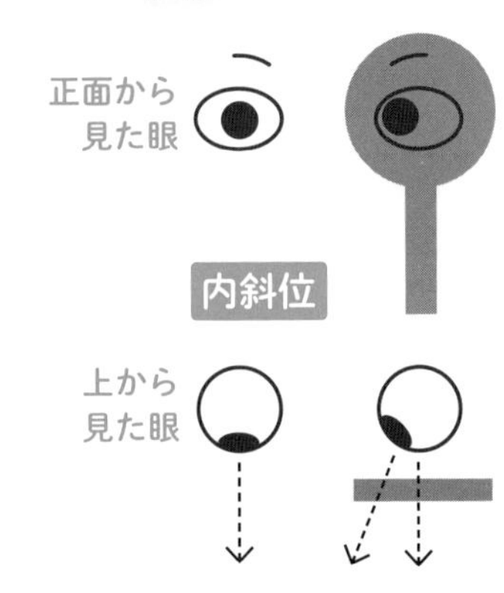

・眼球を「内側」に引く筋肉が強い……内斜位
・眼球を「外側」に引く筋肉が強い……外斜位
・眼球を「上下」に引く筋肉の強さに差がある……上下斜位

さらに「斜視」はその影響がより大きく表れたもので、一般の人でもそれと判断ができるかもしれませんが、内斜位、外斜位、上下斜位に関しては正しい知識を持った専門家が注意深く見ないとわかりづらいです。

私が勤めるメガネ店の顧客カルテを調べてみても、約98％もの人に眼のクセがありました。あなたの眼も、しっかりと調べてみることで何かしらのクセが見つかるかもしれません。

◆内斜位の人のクセと傾向

まずは、内斜位です。

内斜位は、眼球を内側に引っぱる筋肉が強い、または外側にひっぱる筋肉が弱いため、意識をしていない「安静位」では黒目が内側に寄ってしまいます（寄り目）。

遠くより近くのものの方がピントが合わせやすいため、周辺視

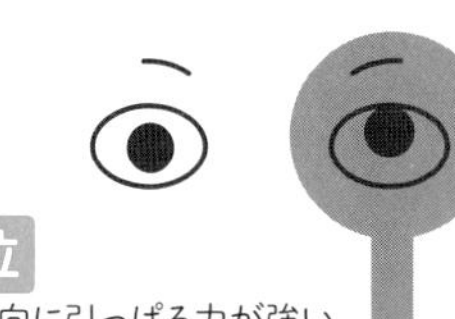

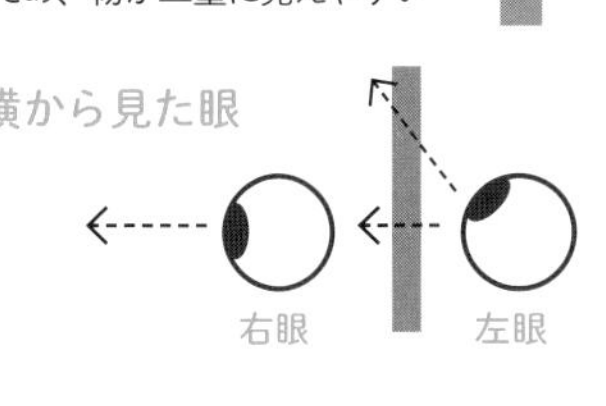

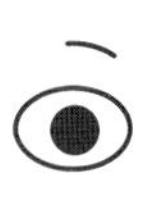

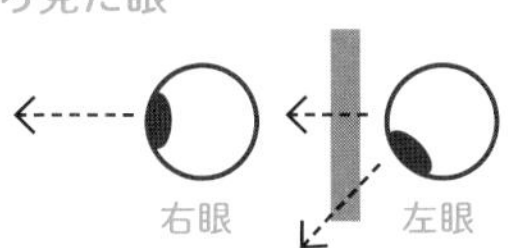

野が狭い傾向にあり、車の運転など眼を外に向ける動きが発生するときに、疲れやすいことが多いです。

◆外斜位の人のクセと傾向

逆に外斜位は、眼球を外側にひっぱる力が強い、または内側にひっぱる筋肉が弱いため、安静位には黒目が外側に寄ってしまいます（反り目）。

遠いものの方がピントを合わせやすく、周辺視野が広い傾向にあるため、読書やデスクワークなど、眼を内側に向ける動きをすると疲れやすい傾向があります。

◆上下斜位の人のクセと傾向

上下斜位は眼をひっぱる上下の筋肉の力に差があり、内斜位や外斜位に比べて修正が難しいクセといえます。

左右の眼が別々の方向を向いているために、平衡感覚を保つことが難しく、正面を向こうとしても体が自然と傾いてしまいます。

このように、斜位における性格や視機能は、眼のクセごとにそ

斜位ごとの性格・運動・その他の特徴

	性格面	運動面	その他の面
内斜位	● 真面目 ● 集中力が高い ● 大人しい ● インプットは得意だがアウトプットは苦手 ● 環境適応に時間がかかる	● 野球など、寄ってくるボールの対応が得意 ● 習得するまでに時間が必要（自分が納得するまでできたと言わない）	● おでこのシワが多い ● ぎっくり腰の症状が出やすい
外斜位	● 好奇心旺盛 ● 社交的 ● 飽きっぽい ● 同時に2つ以上の作業を苦にしない	● 飲みこみ（把握）が早い ● サッカーなどのフィールドスポーツが得意	● 寄り目が苦手 ● 資料を読みこむのが苦手 ● あごを上げた状態の姿勢が多い ● 口が開きっぱなしのことが多い
上下斜位	● 落ち着きのない印象を与えがち ● 皆と同じことをやりたがらない	● 集中力を必要としない ● パッと見て判断することに長けている	● 2つの眼でピントを合わせることが苦手なため、ものを見ることが苦痛

本当に「いい眼」とは？

眼で捉えた色や形を
脳内でイメージする力
脳内でイメージした
とおりに体を動かす力
2つの眼を
動かして対象を見る力

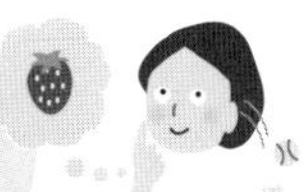

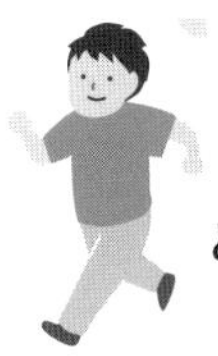

この3つの力がバランス良く備わっている眼

れぞれ異なってきます。

これらの結果を単なる「特徴」として捉えるのか、もしくは「苦手な部分」と捉えてケアしていくかで、今後の生活に大きな差が出てきます。

それぞれ、特徴に合わせたトレーニングを重ねていくことで改善していきます。

■本当に「いい眼（見えている眼）」とは

先にも触れましたが「眼がいい」という状態は、どういうことかをじっくり考えてみましょう。

通常の視力検査で1・5などの結果が出た場合、一般的には「視力がいい」といえるかもしれません。しかし、「はじめに」でお話ししたとおり、**必ずしも「視力がいい」＝「眼がいい」ではありません。**

「本当に見えている眼」とは、

❶ 2つの眼を動かして正確に対象を見る力

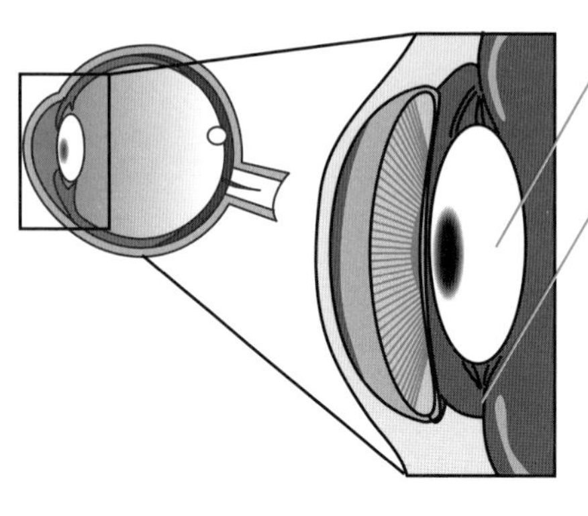

❷ **眼で捉えた対象を脳内で正確にイメージ（理解）する力**
❸ **脳内でイメージしたとおりに体を動かす力**

右の3つの要素を満たした眼を「見えている眼」といいます。

「ふだんよく見えているから問題ない」と思うかもしれませんが、眼にも「正しい動かし方」があります。その正しい眼の動かし方をトレーニングすれば、正しく見える状態になります。

50ページでお話ししたとおり、眼のまわりには6本の筋肉があります。それらの筋肉を、自分の腹筋や背筋を鍛えるかのように、ビジョントレーニングで「眼の筋トレ」をおこなえば、これらの3つの力を高めることができます。

本書の後半には、具体的なビジョントレーニングの方法を掲載していますので、ぜひ試してみてください。

■老眼（老視）のしくみ

年齢を重ねていくと（一般的には40代半ばくらいから）「遠くの見え方は変わらないけれど、新聞や本など手元の小さな文字が

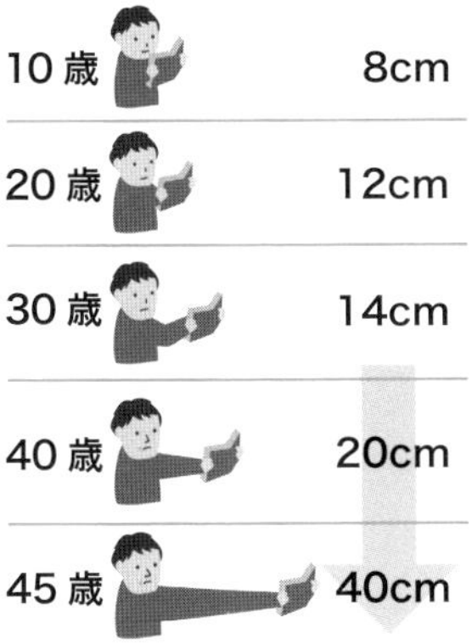

10歳 8cm
20歳 12cm
30歳 14cm
40歳 20cm
45歳 40cm

眼の「調節力」とは？

水晶体硬化は30歳、
調節力は40歳から急激に低下します。

老眼（老視）は、
年齢を重ねた人なら誰でも起こる「生理現象」。
病気ではありません。

近くが見えづらくなる原因は、この2つです。
❶水晶体の硬化によるレンズの弾力性の低下
❷水晶体の厚みを調整する毛様体の筋力の低下

見えづらくなる」という症状が出始めます。

これがいわゆる「老眼（正式名称は老視）」です。

老眼の原因は、ピント調整をおこなう「水晶体」にあります。

加齢とともに水晶体の中のタンパク質が硬化し、毛様体筋が作用しても水晶体が動かなくなります。すると、近くのものにピントが合わせられなくなるため、手元の小さな文字が見づらくなるというわけです。

◆老眼の改善方法

老眼は一度始まってしまうと、基本的に改善することはありません。ですから、「近くが見えづらくなってきたな」と感じたら無理に治そうとせず、老眼鏡をかけるなど、「見やすい環境」を整えることが大切です。

中には「老眼鏡なんて意地でもかけない！」という方もいますが、老眼鏡をかけないと、近くの文字を見るときに自然と眼を細めることになります。

すると、目元のシワが深くなり、眼精疲労から肩こり、頭痛を引き起こしてしまうことも。

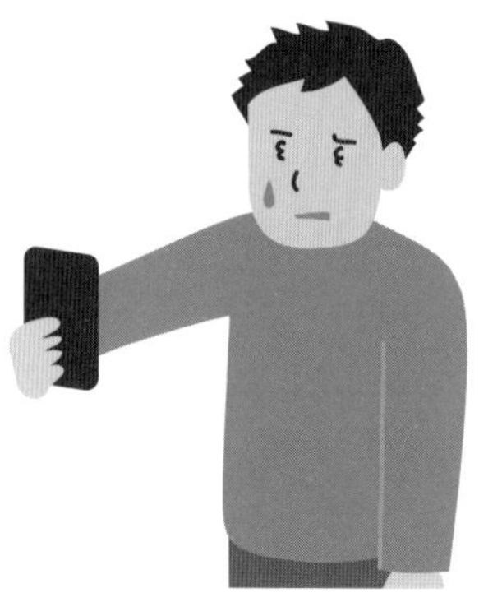

若くても、老眼のような症状（近くの文字が見えにくくなる、遠くから近く、近くから遠くへと、距離の違う対象にピントを合わせるのに時間がかかるようになる）を自覚する人が増えています。

老眼の自覚を遅らせるためには90〜95ページの眼球運動も効果的なので、「筋トレ」のイメージで継続することが大事です。

■若い人にも増えている！　スマホ老眼、夕方老眼

また最近では、携帯電話やパソコンの画面を長時間見続ける若い人たちにも老眼と同じような症状が出てきています。これを「スマホ老眼」といいます。

同様に、午前中はちゃんと見えていたのに、夕方になると携帯電話やパソコンの文字が見えにくくなったり、霞んだりする「夕方老眼」も増えています。

これらは加齢によるものではなく、眼の調節機能の一時的な不具合が原因です。50ページでお話しした眼の筋肉は、昼間、過度に働きすぎてしまったために柔軟性がなくなり、夕方以降は自在にピントを合わせることができなくなってしまいます。そんなときは目のツボ押しや、目薬やサプリなどのアプローチも期待できそうですが、それも限界があります。

\ OFF /

寝るときは部屋
を真っ暗にする

ゆっくり湯船につかり、
眼を温める（蒸しタオルや
ホットアイマスクも効果的）

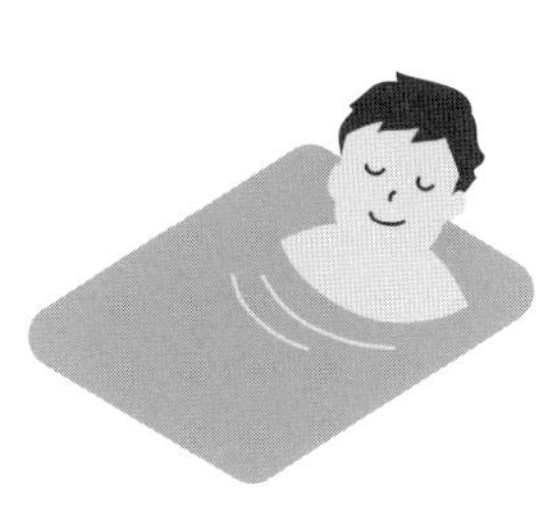

◆スマホ老眼の改善方法

携帯電話やパソコンなどと一定の時間、距離を置き、眼を休めることはもちろん大事ですが、**食生活の乱れや生活習慣、血流の改善も意識しましょう。**

入浴時はゆっくり湯船につかり眼を温める（蒸しタオルや市販のホットアイマスクも効果的）、睡眠時は部屋を真っ暗にし、バランスのとれた食事をとるなど、ささいなことでも眼を守ることができます。

■大人の発達障害と「眼」の関係

ここからは、発達障害と視機能の関係性についてお話ししていきます。

「発達障害」と聞くと子どもだけの障害で、療育（発達を促す教育支援）によって改善されると思われるかもしれませんが、**近年では大人になってから発達障害と診断される場合も少なくありません。**

発達障害とは、生まれつきの脳機能の発達のアンバランスさと、

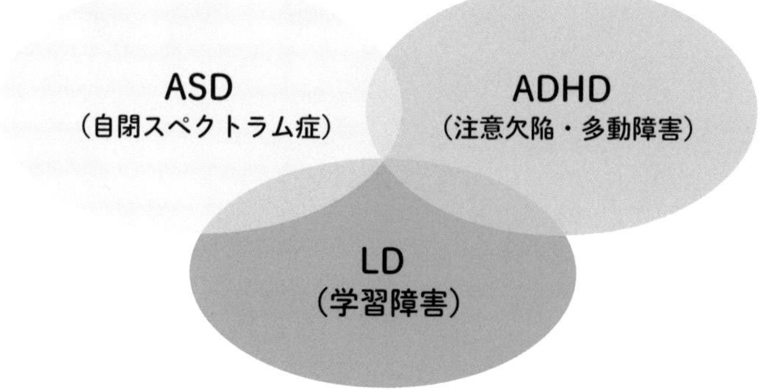

ASD
（自閉スペクトラム症）

ADHD
（注意欠陥・多動障害）

LD
（学習障害）

脳内の情報処理のかたより、生活環境や人間関係とのミスマッチから社会生活に困難が生じた状態であり、生まれ持った「特性」といえます。

代表的な特性は、ASD（自閉スペクトラム症）、ADHD（注意欠陥・多動性障害）、LD（学習障害）の3つ。

子どものころは原因となる特性が強く現れなかったために問題なく過ごせていたものの、社会に出てからその特性が顕著に現れてくるようになったケースがほとんどです。

また、発達障害の人が感じる問題は「見る」「読む」「相手の表情やしぐさから意図を感じ取る」といった「視機能」に関係していることが多いことも特徴です。

問題が改善されないまま、仕事の継続が難しくなり転職を繰り返したり、あげくの果てには失職してしまうなど、状況が悪化していくケースが多く見られます。

そんなケースを回避するには、いったいどうしたらいいのでしょうか？

自律神経における３大神経伝達物質

❶ セロトニン……………「幸福感」をもたらす

❷ ノルアドレナリン……「やる気」をもたらす

❸ ドーパミン ……………「快感、達成感」をもたらす

◆大人のADHDと視機能の関係

45ページでもお話ししたとおり、私たちの眼は脳と密接な関係にあります。

私たちの眼は、母親のおなかの中にいるときから8歳ごろまで成長を続けるといわれており、視機能は脳の影響を大きく受けているといえます。

また、眼の状態には自律神経も関係しています。

自律神経は、遠くを見るときは交感神経（心体を活発にする神経）支配に、近くを見るときは副交感神経（心体を休ませる神経）支配へと変化していきます。

自律神経の役割で重要なのは「セロトニン」「ノルアドレナリン」「ドーパミン」の３大神経伝達物質です。

とくに、「幸せホルモン」とも呼ばれるセロトニンが不足すると自律神経が乱れやすく、ASD・ADHDにも影響を及ぼす可能性があります。

また、ADHDは「舌圧（舌が上あごに接触する力）」と姿勢にも関係しているといわれています。

新型コロナ禍により、以前にも増して携帯電話やパソコンと向

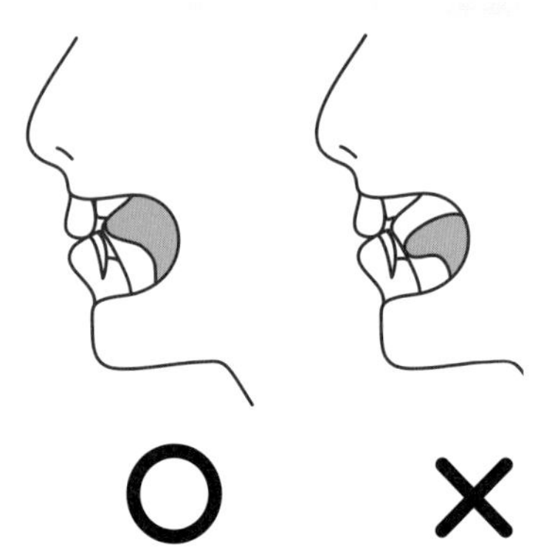

舌が上あごについていないと下あごが開きがちになり、口呼吸になります。口呼吸はさまざまな悪影響を及ぼします。
（70ページ参照）

き合う時間が長くなったことから、姿勢の悪化がいわれています。

いい姿勢を保てないと、頭が下を向くため自然と舌圧が弱まります（または、舌圧が弱いため姿勢が保てないことも）。

ふだんの生活では気づきませんが、舌は頭部を支えているため、舌が正しい位置に収まらないと下あごが後ろに下がって口が開きがちになり、口呼吸になります。

口呼吸では、鼻呼吸よりも脳に酸素が届きづらいため、思考が浅くなりがちで、衝動的な行動などいわゆる「ＡＤＨＤ」の症状が出やすくなるといわれています。

コロナ禍でマスク生活が強いられる現在、ふだんより早く浅い呼吸になりやすく、ＡＤＨＤ傾向がより強く出てしまうおそれがあります。

対策としては、ＡＤＨＤは脳の前頭葉機能の低下による問題ともいわれているため、視覚のトレーニングにより前頭葉に刺激を与えることができます。

ですから、ＡＤＨＤ傾向の強い人でもそうでない人にも、ビジョントレーニングが有効なのです。

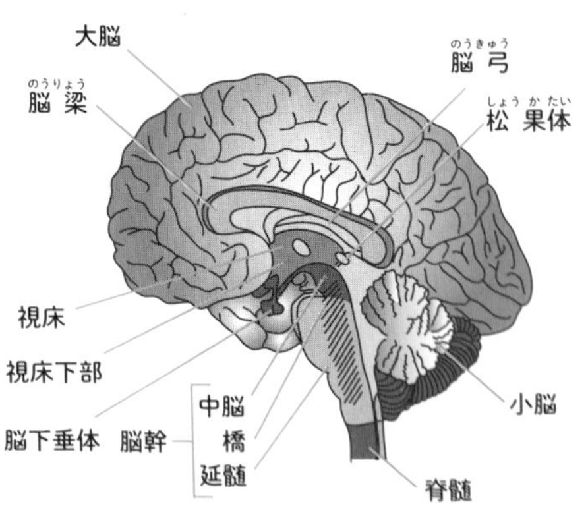

「見る」という動作一つとっても、多くの機能を統合させています。それらの機能をうまく統合できない状態を「LD」と呼ぶことがあります。

◆大人のLDと視機能の関係

では、LD（学習障害）と視機能の関係性はどうでしょう。

LDの人は、知能は標準的であるものの、読み・書き・算数の各能力の習得と使用に困難が生じます。

また、視力に問題がなくても、実は「見る力（視機能）」が未発達で、「対象に視線を向ける」、「情報を取りこむ」、「情報を理解する」、そして「対応する」という行動が困難な場合があります。

これらの原因として、中枢神経系、とくに小脳の機能に問題があると考えられます。小脳の機能低下は、運動機能の低下につながり、眼球運動にまで影響を及ぼします。

運動機能の調節や眼球運動の調節を司る小脳は後頭部の下の方に位置していて、カリフラワーのような形をしています。

LDの人は「見る」という行動にエネルギーが必要なため、読書や手芸など、ものを近くで見る作業が苦手な傾向にあります。

読書の場合、眼球運動を素早くこなすことができないために、文字を飛ばして読んでしまったり、読んでいる箇所を見失ったりします。すると読書効率が落ち、結果的に苦手意識が生まれ、読書自体を避けてしまうようになるのです。

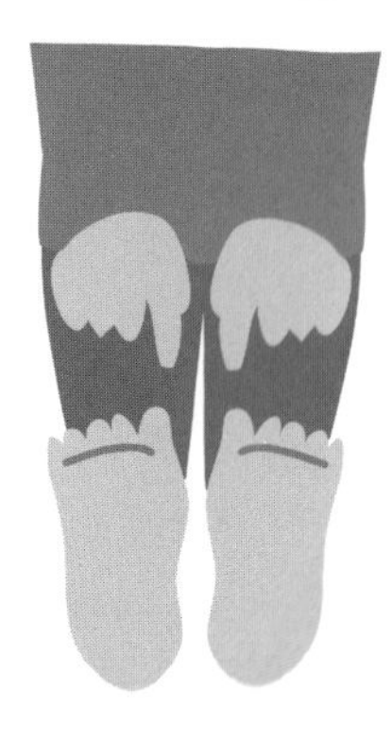

足の裏は、体へのさまざまなメッセージを感じ取る「センサー」の役割を果たしています。

これらを改善するためには、文字を読む練習をするのではなく、先ほどお話したとおり、運動能力を高めることが小脳の機能を向上させ、結果LDの改善につながっていきます。

この場合ウォーキングなど、できるだけ地に足をつけてする運動をおすすめします。足の裏は「センサー」の役割を果たしています。しっかり足の裏でバランスをとることを意識してください。

◆大人の運動障害と視機能の関係

子どものころから体を動かすことや、手作業などが極端に苦手な人にあてはまることが多い運動障害。

たとえば、スキップや縄跳びが苦手、手先が不器用でお箸やハサミを上手に使えない、靴ひもが結べないなどがあげられます。

運動障害は、斜位の程度にも関係しており、LDと同じく小脳と前頭葉へのアプローチ、運動の経験量と眼球運動の量が関係しています。

そもそも、眼球は前頭葉のコントロール下にあるため、前頭葉の指令と眼の運動はイコールです。よって、前頭葉を鍛えたければ、眼球運動をすることが必須となり、それにより視覚も

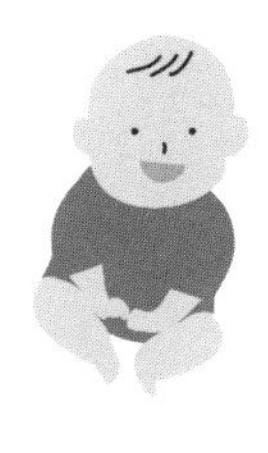
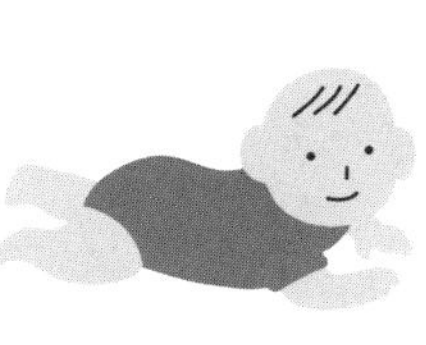
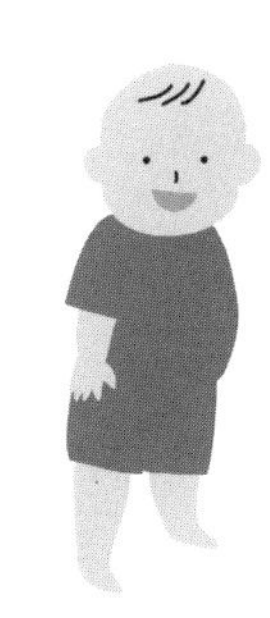
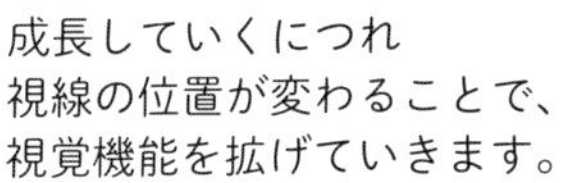

成長していくにつれ
視線の位置が変わることで、
視覚機能を拡げていきます。

ていくのです。

この場合、一つのことを根気よく続けるのではなく、さまざまな種類の運動を取り入れることがカギとなってきます。

■赤ちゃんのときの「ハイハイ」が大事

私たち人間は、胴体を直立させ左右の手足を交互に動かす「直立二足歩行」をおこないます。この直立二足歩行のような手足の交差運動を「クロスパターン」といいます。

私たちが最初にクロスパターンを覚えるのは、赤ちゃんのころにおこなう「ハイハイ」です。このハイハイは、時期の長さや質など個人差はありますが、中脳→前頭葉の順にアプローチをかけていき、視覚の発達へとつながっていきます。

そして、「ずりばい→ハイハイ→高ばい→歩行」の順で視線の位置を変えることで、視覚機能も成長していきます。

また、眼球運動には、「輻輳（ふくそう）」、つまり寄り目をする運動があります。この運動もこの時期にはすでにおこなっています。

このように、赤ちゃんは、ハイハイをしながら寄り目をするこ

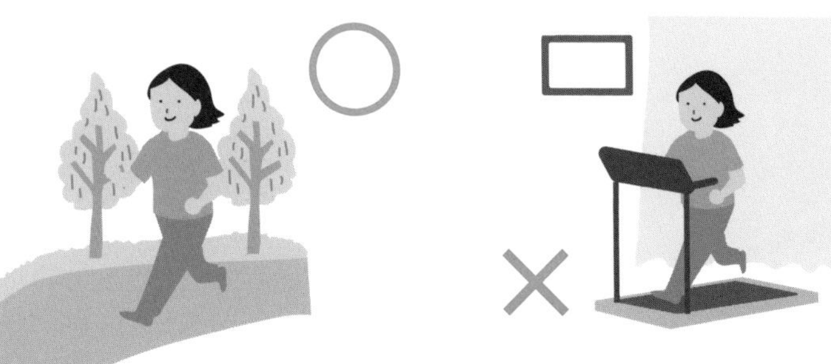

私たちの眼は、自分自身の移動・加速により生まれる周辺視野の移動「オプティカルフロー」という情報を受け取っています。

とで近くのものを捉える力、両眼で遠くのものを立体的に見る力、遠くのものを取る力を身につけていきます。

また、私たちの眼は、自分自身が移動し加速することによって発生する周辺視野の移動「オプティカルフロー」という情報を受け取っています。

このオプティカルフローをハイハイの時期におこなうことで、両眼視機能、体感、空間把握能力、そして寄り目をする力などを発達させ、脳へ刺激を与えています。ですから、ハイハイは、その先の運動能力を左右するとても大切な経験といえるのです。

成長過程でハイハイの時期が短かったとしても、大人になってからの「ハイハイ」にも効果があります。ほかにも、周辺視野の移動を伴う散歩やジョギング（エアロバイクはNG）を定期的にすることで、脳が活性化し視神経に刺激を与えることができます。

■生活習慣の改善方法

現代は、深夜でもコンビニなどで食べたいものが手に入る飽食の時代です。

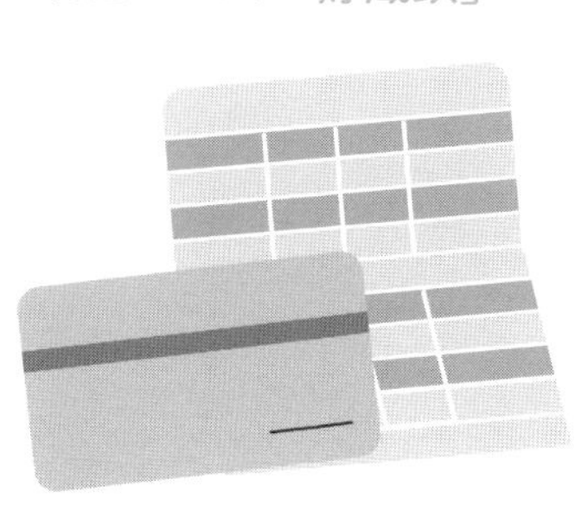

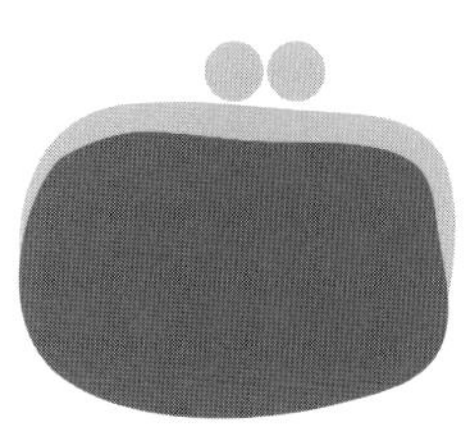

しかし、ひと昔前と比べ、私たち日本人の体には「鉄」と「タンパク質」が不足しています。とくに深刻化しているのが「鉄不足」。鉄分の代名詞といえる「ヘモグロビン」の値は基準値内であっても、鉄を内部に蓄積する役割のタンパク質、「フェリチン」の値が低い人が多いのです。

上のイラストのように、血液中で活動しているヘモグロビンが財布の中の小銭だとすれば、フェリチンは「しっかりとした銀行貯金」といえます。

ですから、ヘモグロビンの値が正常であっても、フェリチンの値が低ければ鉄不足の症状が出ます。あまり知られていないことですが、貧血をはじめとする鉄不足を放置することで、うつや発達障害のリスクも高まってしまうのです。

また、鉄はエネルギーを生み出すときにも使われるので、運動能力の向上に大きく関係しています。

鉄を摂るには、昔ながらの鉄鍋や鉄瓶での調理がおすすめですが、より簡単な方法として、肉や魚に多く含まれる「ヘム鉄」と、穀類、緑黄色野菜、海草に多く含まれる「非ヘム鉄」を意識して摂る方法があります。

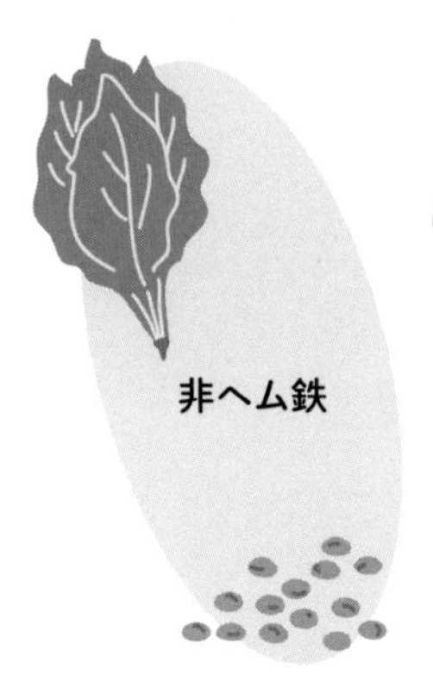

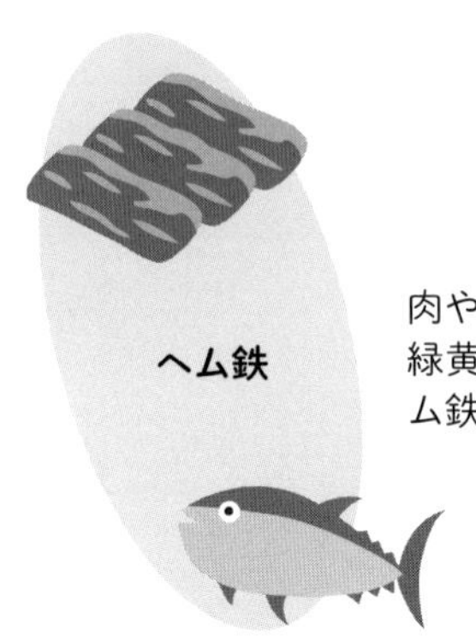

肉や野菜には「ヘム鉄」、穀類、緑黄色野菜、海藻には「非ヘム鉄」が多く含まれています。

鉄と一緒にビタミンCやタンパク質を摂ることで、鉄の吸収効率が高まることも覚えておいてください。

■「ルーティン」をおすすめしない理由

最近では、さまざまなメディアで成功者たちの「ルーティン」が紹介されているため、「ルーティンはいいことづくめ」と思っている人が多いように思います。

たしかに、トップレベルのスポーツ選手や起業家、大企業の経営者たちにとっては、プレッシャーに打ち勝つための安心材料として必要かもしれませんが、はたして私たちにも同じように必要といえるでしょうか。

ルーティンには「決まった動作、手順」、「日課」という意味があります。朝食はコーヒーと食パンとバナナ。通勤電車の中では毎日同じ曲。何年も決まった道をランニングしているなど、自分の生活にルーティンを取り入れている人もいるでしょう。

たしかに、一連の動作を続ける「習慣化」は、自然と体がその動作をおこなってくれるようになるので楽です。しかし、それ

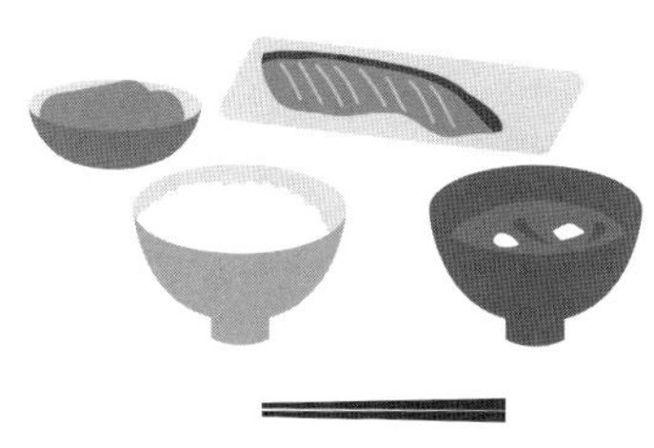
朝食はパン食がメインなら
週に１度は和食にしてみる

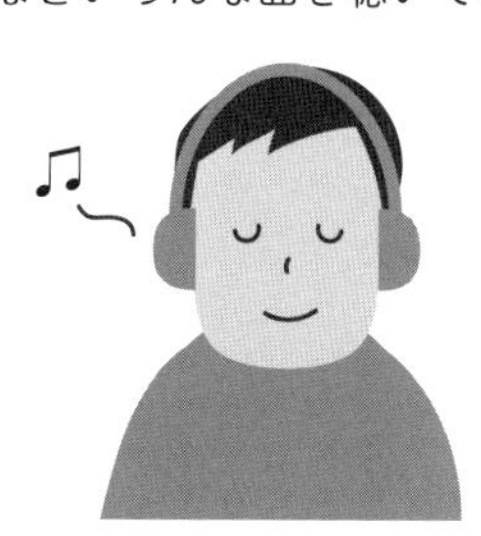
電車の中では洋楽、邦楽、クラシック
などいろんな曲を聴いてみる

では脳は活性化せず、新しい変化に適応できなくなってしまいます。

ですから、パン食がメインなら週に一度は和食にする、電車の中では洋楽、邦楽、クラシックなどいろいろな曲を聴いてみる、日によってランニングコースを変えてみる、また、眼鏡をかけている人であればその日の気分で眼鏡を変えてみるなど、「刺激の変化」を取り入れるように心がけてみてください。

すると、私たちの脳は新しい刺激によって感覚を統合していくので、視機能も同時に高まっていくはずです。

■口の形と視機能の関係

本書では視覚についてくわしくお話ししていますが、実は口の形状も視覚や眼球運動に関係しています。

口の形状と視覚が関係しているなんてホント？　と思うのも無理はありません。そのメカニズムをお話しします。

私たち人間は、本来鼻で呼吸をするようにできています。

呼吸は自律神経のバロメーターであり、「呼吸を制する者は自

口呼吸が及ぼす悪影響

- 虫歯や歯周病、口臭の原因になりやすい
- アトピー性皮膚炎が悪化しやすい
- 風邪や感染症、免疫力の低下のおそれがある
- いびきなどにより睡眠の質が低下しやすい
- 眼球運動が低下しやすい

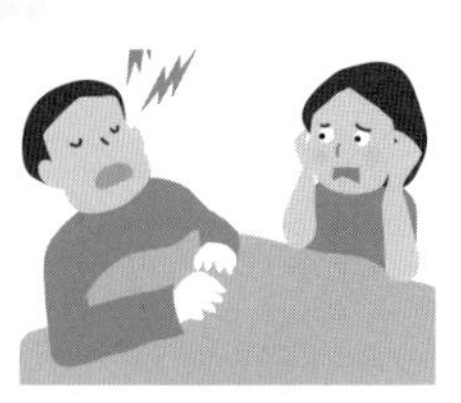

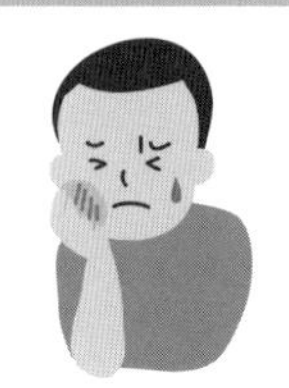

律神経を制する」と言っても過言ではありません。

本来は鼻でおこなう呼吸が、なんらかの原因で口による呼吸になってしまうと、次のような不都合が生じてきます。

◆口呼吸が及ぼす悪影響

・虫歯や歯周病、口臭の原因
・アトピー性皮膚炎の悪化
・風邪や感染症、免疫力の低下のおそれ
・いびきなどによる睡眠の質の低下
・眼球運動の低下

また、口呼吸は交感神経が活発になりやすいため、ストレスを増幅させます。さらには頭部が揺れるので体性感覚（触覚、温度感覚、痛覚などの皮膚感覚、関節、筋、腱などに起こる深部感覚）にも悪影響が出てきます。

そもそも、口がぽかーんと開いた状態では舌がうまく使えません。62ページでもお話ししたとおり、私たちの体は舌圧がないと頭部を支えることが難しく、眼球運動も不安定になります。

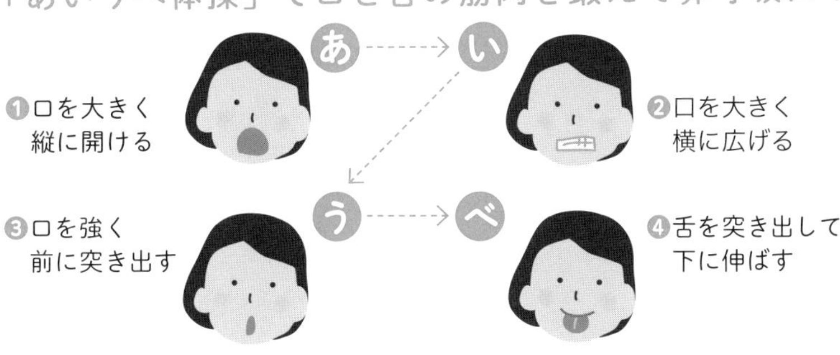

舌の力が弱いと、食べ物を飲みこむときに舌を上あごに押しつけることができず、空気を飲みこむ量が増えてしまいます。すると、ゲップやおならといった症状も引き起こしやすくなります。

◆自然と鼻呼吸になる**「あいうべ体操」**

また、ティーン雑誌のモデルやアイドルがこぞってやる「アヒル口」も、実は口元の筋力が未発達である証拠といえます。えくぼ、八重歯などの口まわりの特徴も同じことがいえます。

口呼吸を鼻呼吸に改善するには、福岡県のみらいクリニックの今井一彰院長が考案した「あいうべ体操」が効果を発揮します。

上の図のように4つの動作を食後に10回、1日30回を目安に繰り返すことで、「口の周りの舌筋の筋トレ」をおこなうことができます。すると、口が閉じやすくなり、自然に鼻呼吸へ改善されていきます。

■生活習慣を見直せば、眼にもいい変化が出てくる

私たちの生活に欠かせない携帯電話。いまでは一人一台が当た

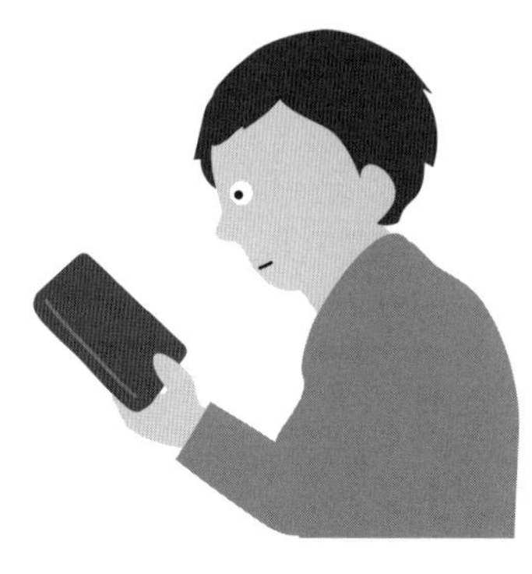

携帯電話により、遠くを見る機会が減り、下を向く時間が圧倒的に長くなっています。それは身体全体の不調につながります。

り前になっています。

とても便利である反面、携帯電話により、私たちは遠くを見る機会が減り、下を向く時間が圧倒的に長くなっています。視線が下がると頭部が下がり、自然と舌も下がります。舌圧が下がると頭部が不安定になりやすく、そのため眼の筋肉である「毛様体筋」や「外眼筋」が緊張した状態が続きます。

すると、肩こりと同じで眼の周りの筋肉も血行が悪くなり、「眼のこり」が生じます。慢性的な眼精疲労や眼のこりは、体全体の不調の原因となるのです。ですから、意図的に携帯電話と離れて眼を休める時間は非常に大事です。

また、コロナ禍においてリモートワークを導入した会社が増えたことで、デスクワークが増えてきています。

ある製薬会社の調査によると、「在宅勤務により、2割以上の人がパソコンや携帯電話などのデジタル機器への接触時間が5時間以上増えている」という報告が出ています。

仕事上、室内でデジタル機器に接触する時間が長い人は、余暇の時間は野外スポーツを楽しんだり、自然に触れる機会を増やしたり、できるだけ視線を遠くに置く時間を取るようにしましょう。

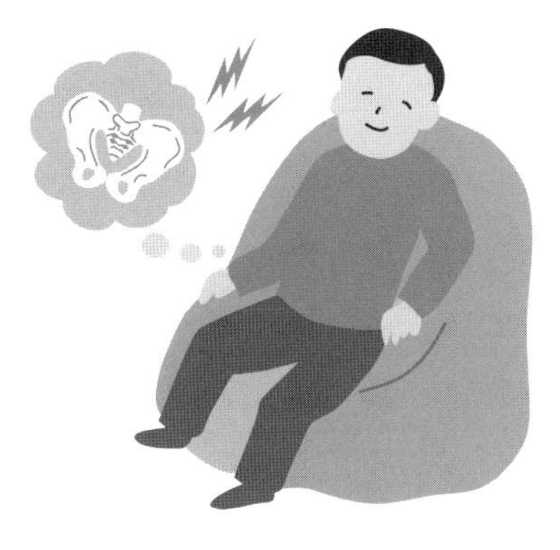

「人をダメにするソファクッション」に長く座れる人は、そもそもの姿勢に問題があることも…。

■視機能と姿勢の乱れの関係

コロナ禍以前は、会社でデスクワークをしていても上司や部下の席に出向いたり、会議のために部屋を移動したり、少し離れた棚に資料を取りにいったりと、ほどよい移動があったと思います。

しかし、テレワークとなると、ほとんどの人がパソコンの前から動くことがないでしょう。他人の目も気にしなくてもよいので意識をしていないとより姿勢が崩れやすくなります。

また、自宅の椅子はどんなものを使用していますか？

最近では、一度座ってしまうと立ち上がるのが億劫になってしまうほど快適な構造の椅子が多くみられます。

たしかに長時間集中するときはいいかもしれませんが、一度座ってしまうと姿勢が固定されてしまう危険があるため、時間を決めてストレッチをしたり、散歩に出たりと工夫が必要です。

同時に、数分でもいいので眼も休め、酷使し続けないように気をつけましょう。

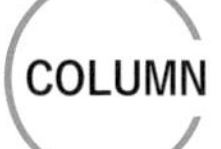

発達障害と遺伝

「発達障害は遺伝しますか？」という質問をよくされます。

近年の研究では、発達障害は「遺伝と環境」の２つの要素が複雑に関係しているといわれていますが、質問に対する私の答えは「いいえ」です。

私は、ビジョントレーナーとして「発達障害は脳の障害ではなく、運動の質と量の低下、そして環境の変化が発達の隔たりを生んだ結果」というふうに捉えているからです。

つまり、育った生活環境が大いに関係しているということです。

私が子どものころは、空き地や裏山で走り回ったり、友だちと秘密基地を作ったりしていました。遊びにも発想が必要でしたし、ケガもしょっちゅうしました。

しかし、いまは整備された公園で、外であっても視線を下に向けて「ゲーム」をする子どもばかり。裸足で土や砂利などの上を歩くことも少なくなり、足裏への刺激も極端に減りました。

さらには、家庭における食生活も影響を与えていると思います。67 ページでもお話ししたとおり、鉄やタンパク質の不足も影響しています。

親御さんが嫌いな食べ物は子どもに出さない傾向があるので、きょうだいで同じような特性を持った子が育ちやすいのです。

このように、さまざまな環境が重なった結果、「発達障害」といわれる特性を持った人が多くなったと考えています。

大人になり、社会生活を送るにあたって「生きづらさ」を感じている人には、運動の質と量、食生活の見直しをおすすめします。

また、眼からのアプローチも有効ですから、ビジョントレーニングを続けることで視機能を高めていってほしいと思います。

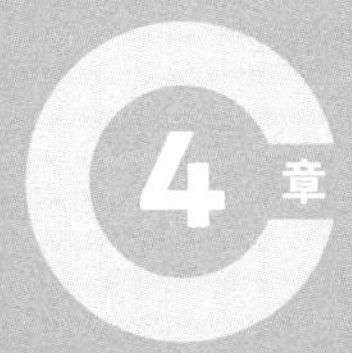

「視機能」を鍛えれば、いまよりもっと生きやすくなる

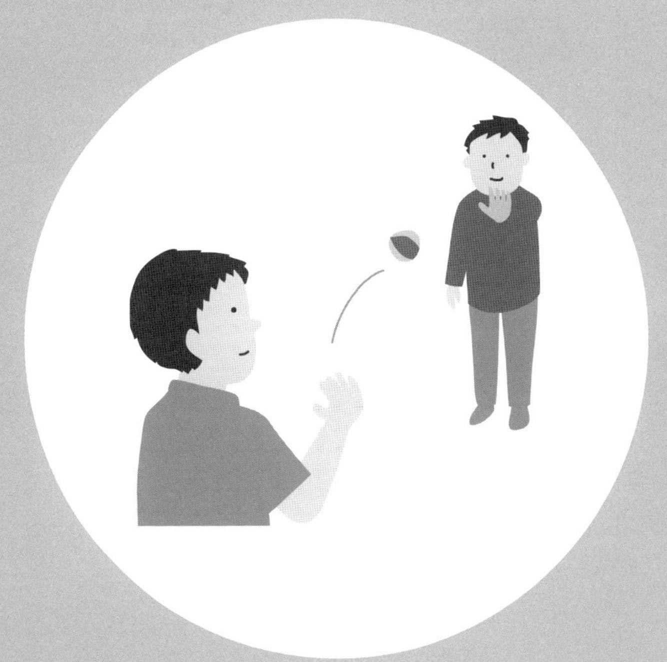

ここからは、「5つの改善実例」をご紹介します。
視機能の問題点の変化を「Before」「After」でまとめました。
実際におこなったトレーニングの内容も参考になりますよ。

大人の改善実例❶

仕事中にミスが多く、上司からよく注意をされていた30代男性、Aさんの場合

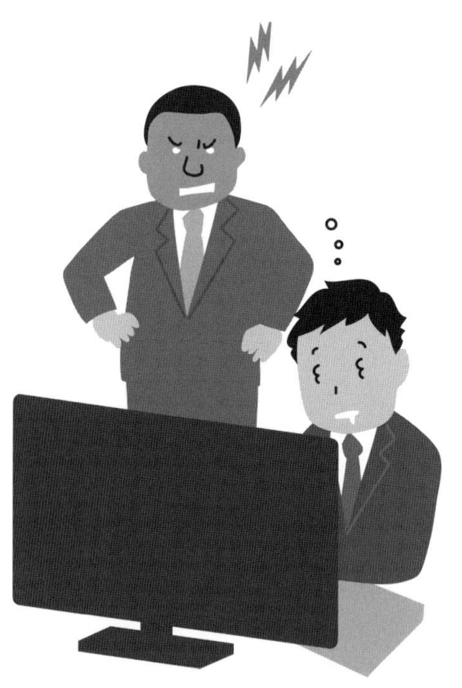

メーカー勤務のAさんは、子どものころから内向的で物静かな性格でした。単純作業はとくに問題はありませんが、複数の仕事を同時にこなすことが苦手。また、パソコンでの事務作業中にうとうとしてしまったり、記憶が飛んでしまうこともしばしば。そのたびに上司から注意されていましたが、自分ではどうすることもできず、悩んでいました。

眼球運動と運動を合わせたトレーニングで改善傾向に

Aさんの場合、上下斜位を持っていたので遠くのものや、逆に近くのものにフォーカスすることが難しそうでした。眼球運動も不得意で、手元の作業や複数の作業が重なると寝てしまうことがありました。そこで、基本的な眼球運動（90、92、94ページ参照）に重点を置きました。

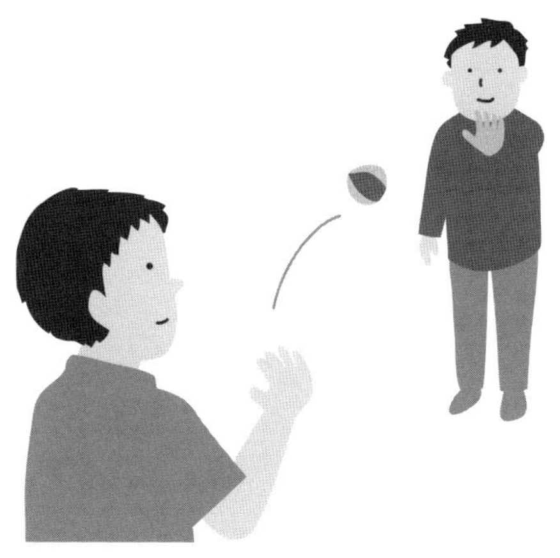

基本的な眼球運動のあと、やわらかいボールを使ったキャッチボールをおこないました。キャッチボールをしつつ、アルファベットを逆から言いながら線の上を歩くなど、複数の動作を同時におこなうようにしました。

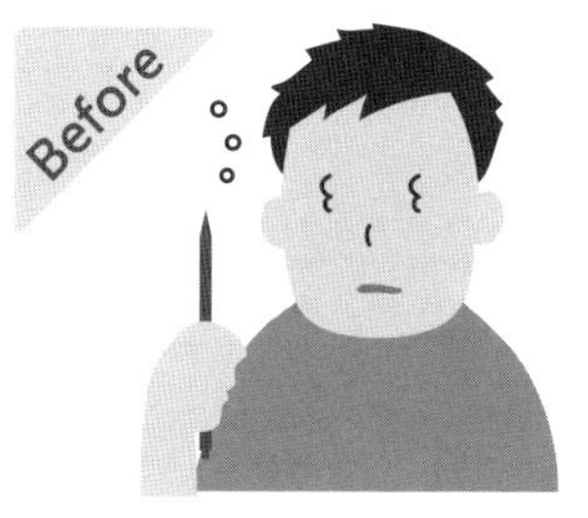

眼球運動をしていても、途中で睡魔に襲われ寝てしまうことも。さらに、課題を少しずつ増やしていくと混乱してしまうようで、動作がストップしてしまうことが…。

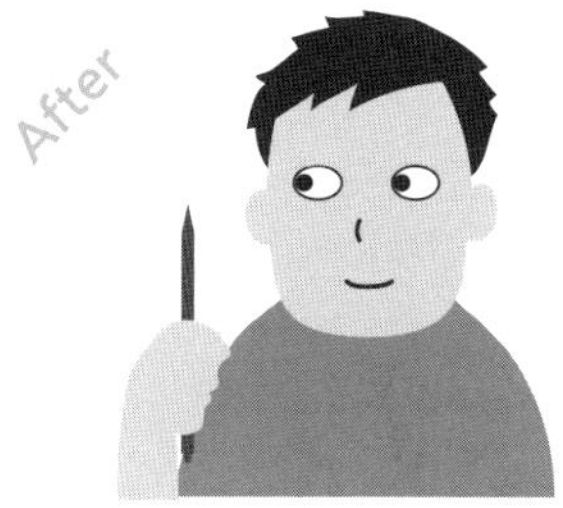

トレーニング中の急な眠気が徐々になくなり、最後まで課題をこなせるようになりました。就業中も同様に改善され、現在は仕事も順調なようです。

Point

複数の作業をこなすトレーニングで脳機能の容量が増加し、意識喪失や、パニック（混乱）が解消されました。眼の動きも変化したため、デスクワークにも支障が出なくなりました。

大人の改善実例❷

眼精疲労や頭痛が原因で対象物を捉えることができない60代女性、Bさんの場合

画家のBさんは職業柄、同じ姿勢で長時間過ごすことが多いため、眼精疲労や頭痛などが発生しやすい状態でした。また、年齢を重ねるうちに、対象物をうまく捉えることができない、好きな絵を描いてみるものの、仕上がりがイメージと異なる、などの悩みも抱えていました。最近では症状が重なり、好きな絵に向き合うことすら億劫になっていました。

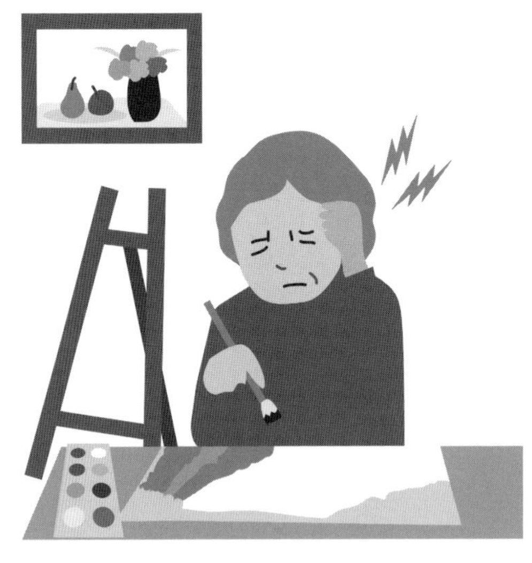

ブロックストリングスでピントを合わせるトレーニング

寄り目ができず、老眼の症状も出ていたBさん。老眼の症状があると、老眼鏡で矯正をしたとしても寄り目ができないとうまくピントが合いません。そのため、Bさんも対象物と絵を交互に見ることに負担を感じていました。そこでまずは、寄り目のトレーニングとブロックストリングス（36ページ参照）から始めました。

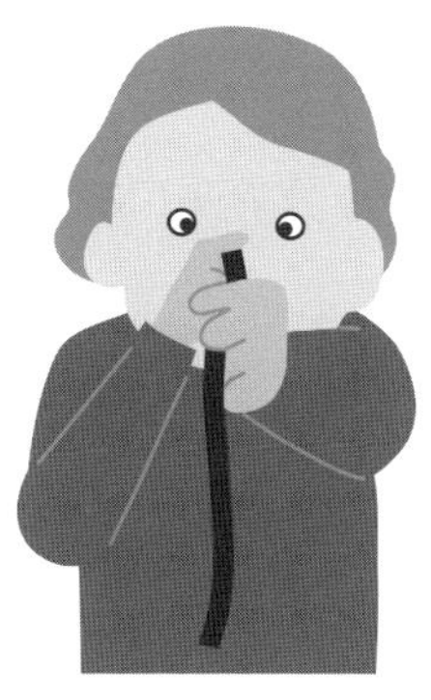

基本的な眼球運動である寄り目、離し目から始めて、ブロックストリングス、クロスパターンの呼吸（136ページ参照）をおこないました。さらに、眼球運動をしながら歩いたり質問やクイズに答えてもらったりと、複数の作業を同時におこないました。

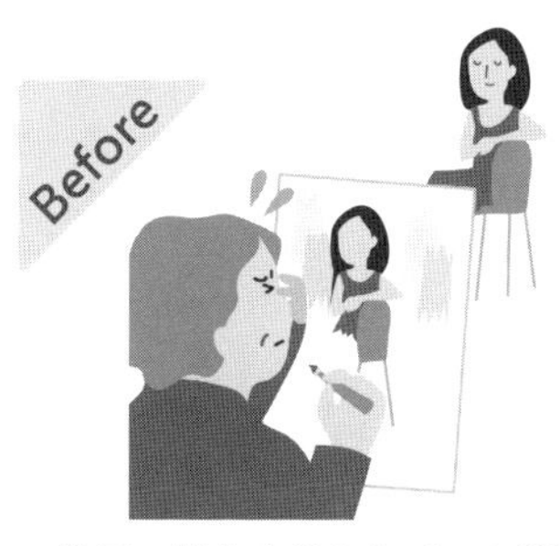

器用に指先を使うなどの小脳機能の低下も表れていたので、遠くにある対象物と近くのキャンバスを交互に見ると、眼にかなりの負担がかかっているように感じました。

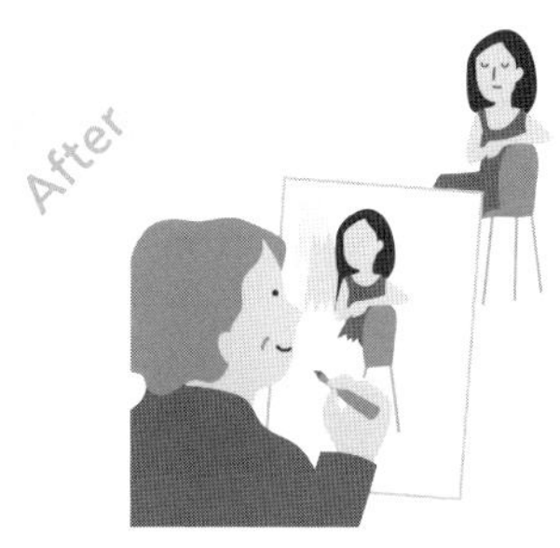

トレーニングをおこなうことでピント調整が楽になったことから、眼の緊張が緩和されていく様子がわかりました。また、頭痛や肩凝りなどの症状も激減しました。

Point

被写体にスムーズにフォーカスすることが可能となり、対象物の特徴を正確に捉え描くことができるようになったBさん。なによりも身体的な負担が減ったことが大きな成果です。

大人の改善実例❸

多動傾向で落ち着きがなく、ミスが起きると頭が真っ白になる40代女性、Cさんの場合

レストランで働くCさんは、多くのお客さまと関わるため、緊張する時間が多いといいます。そんな中、自分ではていねいに配膳しているつもりが、「一つひとつの作業が雑」だとお客さまや同僚、上司から指摘されることが。このことから他者との温度差に戸惑いを感じていました。また、多動傾向があるため、ささいなミスが起きると頭が真っ白になり、テンパってしまうことも。

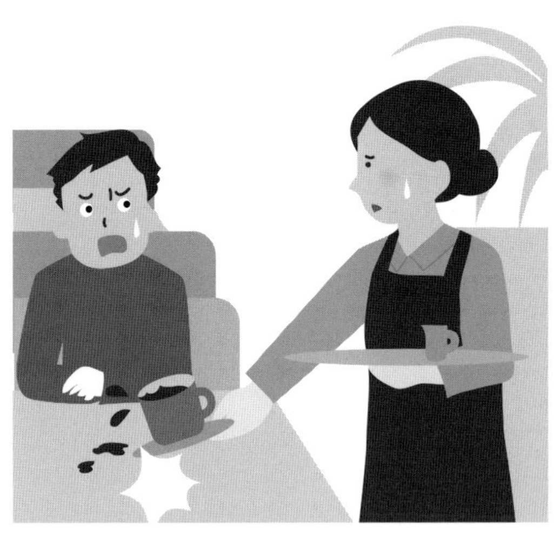

寄り目の改善を徹底的におこなうトレーニングから開始

仕事中の様子をくわしく伺うと、「テーブルにお皿をそっと置いているつもりが、お客さまからは音を立てて雑に置いていると指摘される」とのこと。外斜位が顕著にみられ、また、寄り目ができず、手先を器用に使うことも困難なようでした。過呼吸の症状もあるようで、懸念事項がいくつか見られました。

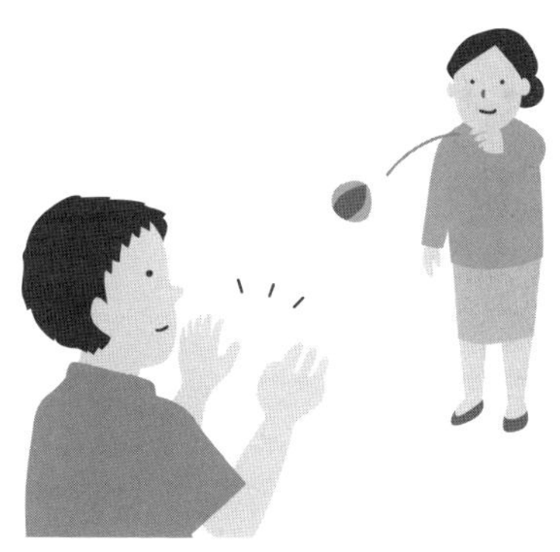

小脳機能を向上させる、寄り目のトレーニングから始めました。次に、レストランでは「配膳しながら周りのお客様の様子を見る」という気配りが必要になってくるため、お手玉両手投げ、お手玉をしながら歩いたり、足し算や掛け算に答えながら歩くなど、複数のことを同時におこなうトレーニングを続けました。

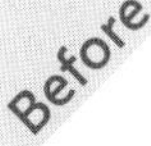

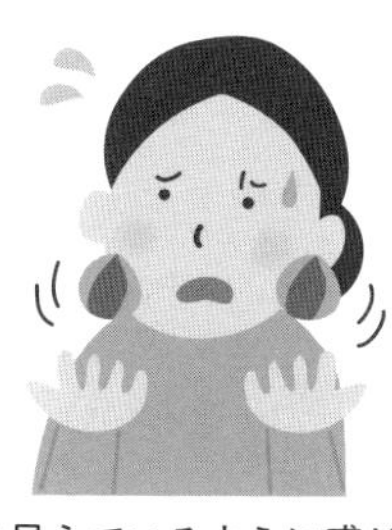

視覚的には見えているように感じましたが、気持ちの問題（不安感）が大きいように感じました。

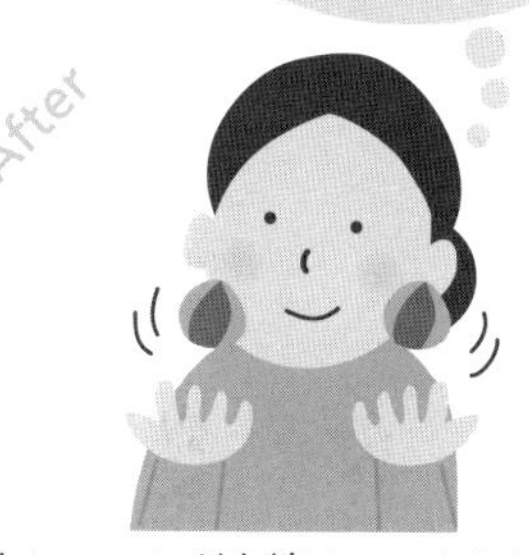

トレーニングを続けていくうちに余裕が生まれ、次の作業を明確に予想できるように。表現も明るくなり笑顔が増えました。

Point

仕事中も周囲との温度差がなくなり、お客さまにも目視で応えるなど、配慮のある接客ができるようになったそうです。その結果、昇給することができたとの報告も受けました。

大人の改善実例❹

人との距離感がつかめず、「空気が読めない」と言われる50代男性、Dさんの場合

幼いころから「人との距離感が近い」「空気が読めない」といわれる機会が多かったDさん。気がつくと、他者から距離を取られてしまうことが少なくありませんでした。最初は自覚すらしていませんでしたが、最近はその意味がわかってきたといいます。しかし、「この先どうやって人と接していけばいいのか……」と、悩みを抱えていました。

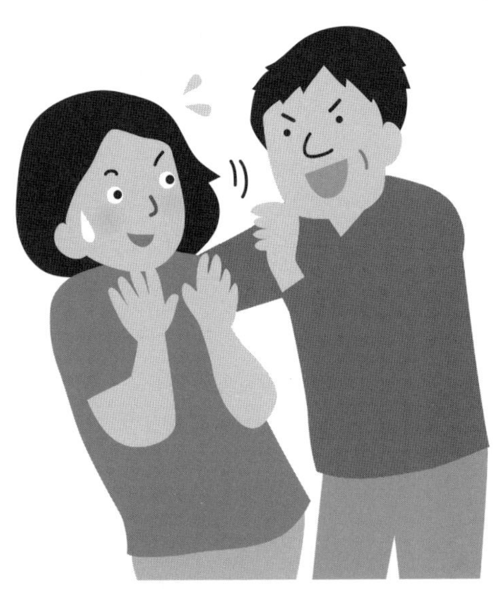

強い緊張のため、呼吸も浅くストレスも……

トレーニング前から強い緊張が感じられたDさん。落ち着きがなく、ストレスを感じているように見えました。まずはリラックスするところから開始。時間をかけてゆっくりトレーニングに向き合ってもらうことにしました。

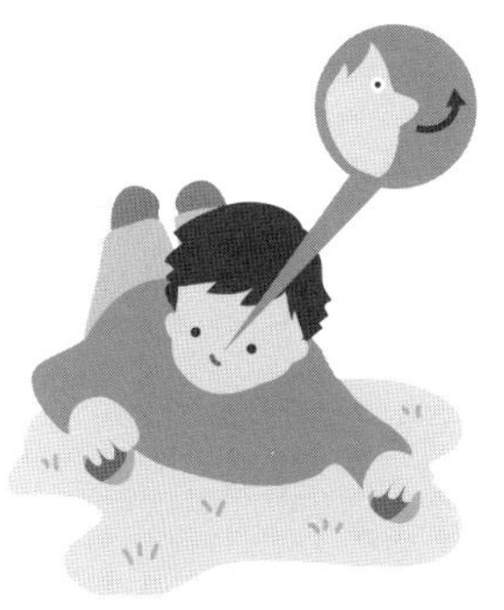

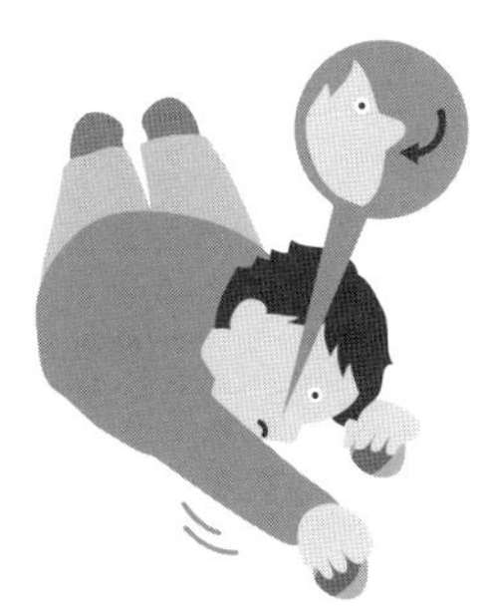

基本の眼球運動やブロックストリングスから始め、目を閉じた状態での距離調整トレーニングやイメージと視界とのギャップを埋めるトレーニングで、「距離感覚」にアプローチしていきました。また、クロスパターンでの呼吸トレーニングもおこないました。

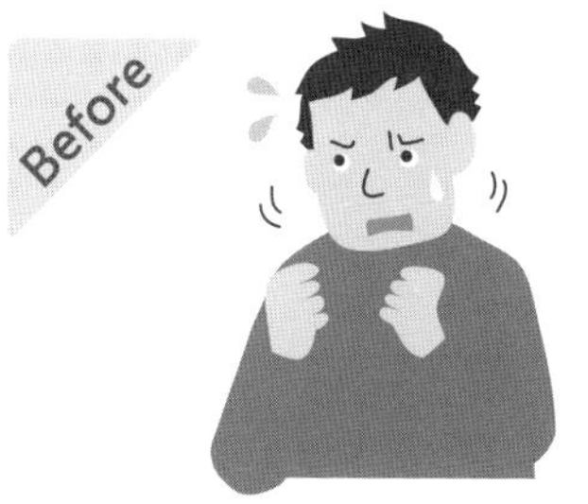

挙動不審で、常に顔に力が入っており、眼の動きもぎこちなく、とにかく緊張が強い印象でした。

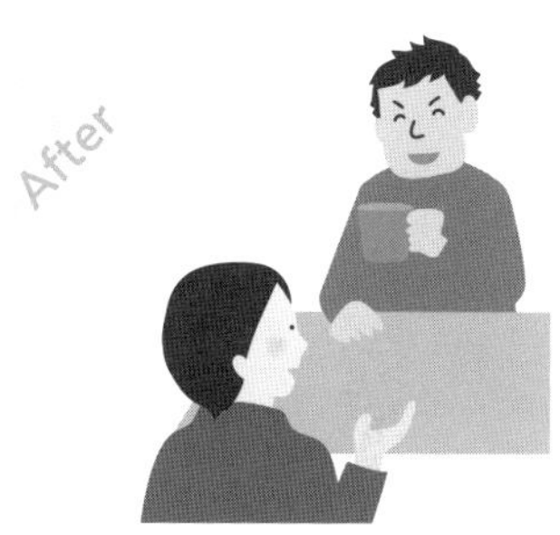

距離への自覚が生まれたために、距離感覚の改善が見られるようになりました。また、呼吸が安定したために、落ち着いて話をすることができるようになりました。

Point

呼吸トレーニングの成果により、話し方に劇的な変化が。また、呼吸方法が変わったため代謝が上がり、下腹部の脂肪も減少。周囲ともコミュニケーションが図れるようになったそうです。

大人の改善実例⑤

思いこみの激しい性格が原因で周囲とトラブルになってしまう50代男性、Eさんの場合

教育現場で働いているEさん。ふだんから集中力が高く、一つのことに没頭してしまうため、周囲が見えなくなってしまうことがあるといいます。また、一度「こうだ」と思いこむと修正がきかないため、家族や仕事仲間を困らせてしまうことが多々あると悩んでいました。

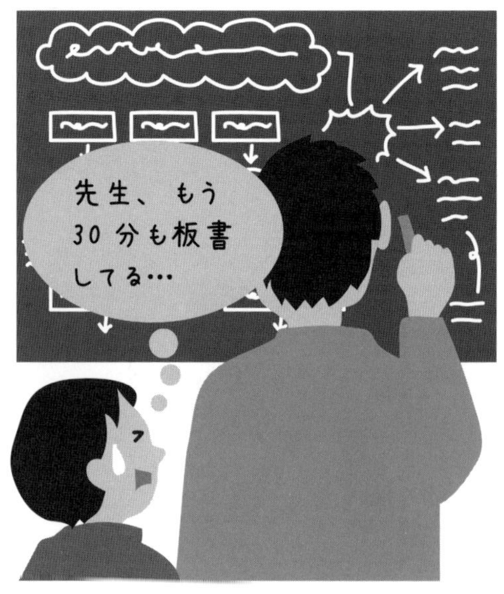

「木を見て森を見ず」タイプは視野を広げるトレーニング

少々、こり固まった物の見方をされていたEさん。細部にこだわり、そこだけにフォーカスしてしまうため、まわりに注意が向けられない傾向がありました。そこで、視野を広げるトレーニングに重点をおきました。

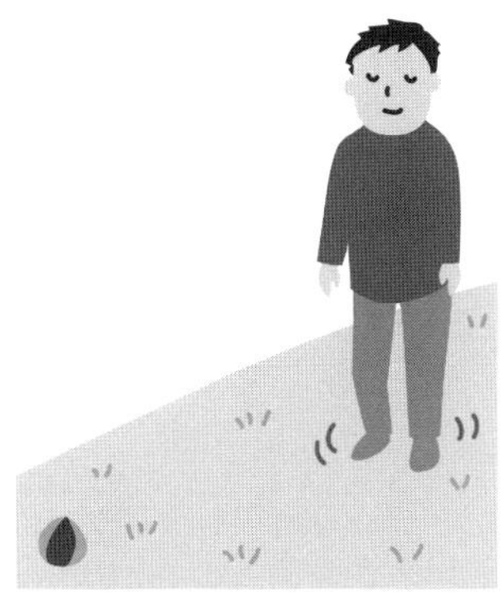

ブロックストリングスを使った寄り目（36ページ参照）からはじめ、お手玉を使った歩行など、視野を広げるトレーニングを続けながら、作業を段階的に増やしていきました。

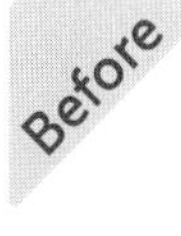

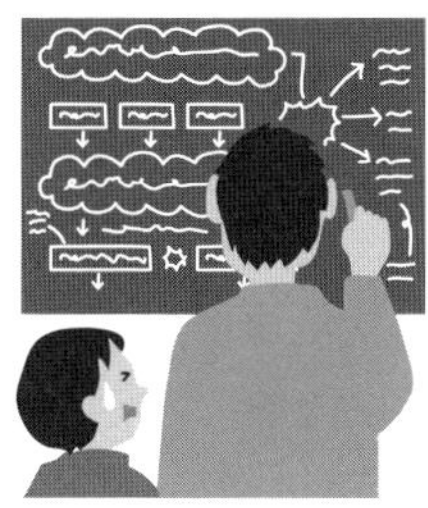

内斜傾向があり、対象を直視しているときの「中心視野」に依存しやすいタイプの眼だと感じました。よって、その逆の「周辺視野」は苦手なことが明確にわかりました。

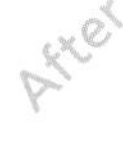

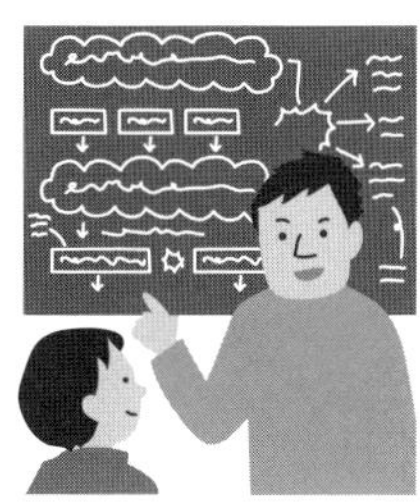

一点集中しすぎることがなくなり、複数の作業もこなすことができるように。全体を見渡すことができるようになったため、流れを把握できるようにもなりました。

Point

物事に集中しすぎるところは変わらないものの、複数の作業を同時にこなすことができるようになりました。趣味の多様化にもつながり、人生が豊かになったとのことです。

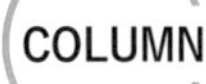

ASD傾向と視機能

社会的なコミュニケーションや対人関係が苦手、強いこだわりがあり、興味や活動がかたよるといった特徴を持つASD。別名「自閉スペクトラム症」とも呼ばれています。

ASDに関してはまだわかっていないことが多く、判断基準もあいまいです。以前は「障害」とされていましたが、最近では「症」と表現されるようになりました。

なぜASDになるのかについて明確な原因はわかっていませんが、高齢の男性の精子が原因という説があり、生まれながらの脳機能の異常によるものと考えられています。

ASDの人は、視覚過敏を訴えることが多いのが特徴です。晴れた日のスキー場など、極端に明るいところや、暗いところから明るいところへの移動（その逆も）など、明るさに変化があった場合も苦手です。

また、外出時の信号機や街灯、夜の看板の色にも敏感です。

これは照明のLED化がすすんだことが原因で、ASDの人たちにとってはあの鮮明な光が体の不調へとつながります。

対処法としては、

・室内のインテリアは落ち着いた色合いにし、遮光カーテンや間接照明を利用する

・パソコンや携帯のディスプレイの彩度を下げる

・特殊な遮光レンズ（サングラス）を装着する

・眼を酷使したと感じたらきちんと休息をとる

など

少しの工夫で効果が期待でき、症状が改善されるケースもあるので、環境の見直しをおすすめします。

ビジョントレーニング基礎編

まずは「眼の現在位置」を確認しよう

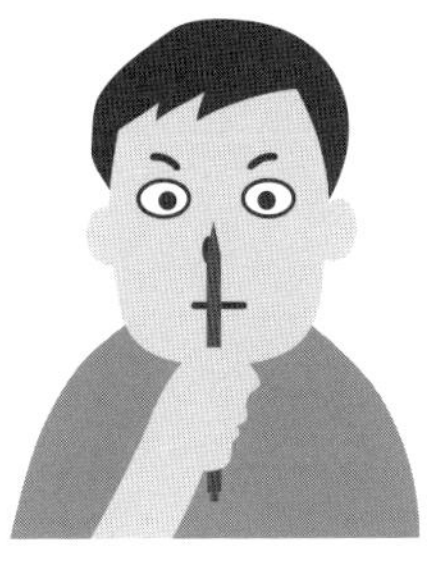

下の QR コードから
基礎編のすべての
トレーニング動画を見ることができます。

https://lit.link/0v0ision10

18、19 ページのチェックで
自分の眼のクセ（斜位）がわかったら、
ビジョントレーニングの基礎編に挑戦してみましょう。
特別な道具は必要ナシ。いつでもどこでも簡単にできます。

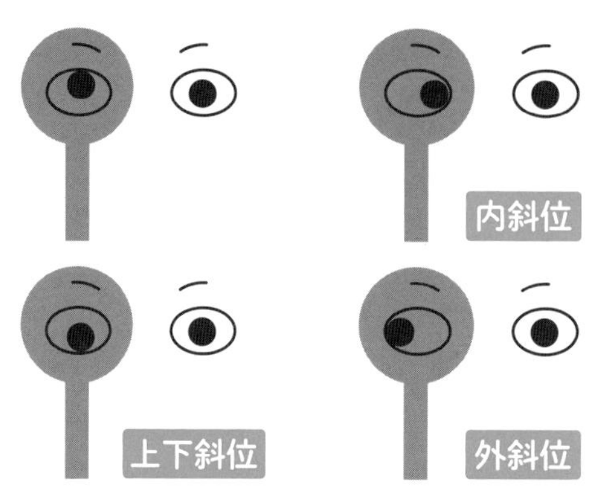

斜位は、「内斜位」「外斜位」「上下斜位」の３種類に分けられます。

この章の「ビジョンチェック（視機能チェック）」により、自分の斜位のタイプのおおよその目安が得られます。

私たちの眼は、どちらか片方の眼だけでも対象物を見ることができますが、遠近感や立体感は両眼で見ないとわかりません。

左右の異なる角度から対象物を見て、右眼と左眼に映った映像を大脳の中で重ね合わせて1つの映像として捉えています。このように、左右2つの眼で見ることによって得られる立体視などの機能を「両眼視機能」といいます。

この機能を最大限に生かすためには、「視力がある」「視野が広い」「斜位が少ない」という3つの条件が必要です。

3つめの「斜位が少ない」の「斜位」とは、51ページでお話ししたように、一方の眼を覆うと、もう一方の眼の位置が上下左右のいずれかに動く眼の位置の「ズレ」を意味します。このような眼のクセは、日本人の9割の人にあるといわれています。

斜位は、「内斜位」「外斜位」「上下斜位」の3つに分けられ、この章でご紹介する「ビジョンチェック（視機能チェック）を兼ねた基礎トレーニング）」によって、自分がどのタイプかという目安が得られます。これまで自分の「眼」と向き合うことがなかった方であれば、これからご紹介するトレーニングで、自分の視機能の得手不得手がわかるようになるはずです。

❶ まずは5章の「ビジョンチェック」をおこなう

↓

❷ 自分の「眼のクセ（斜位のタイプ）」を理解する

↓

❸ 6章で自分に合ったビジョントレーニングに挑戦！

自分の「眼の現在位置」がわかるようになれば、どんなビジョントレーニングをおこなえばいいのかもわかってきます。

本書で紹介しているビジョントレーニングは、1度や2度やったからといってすぐに成果が得られるものではありません。何日もトレーニングを続けても改善が見られない場合は、ビジョントレーナーのもとでくわしく診てもらうことをおすすめします。

しかし、根気よく続けていくと眼の筋肉が鍛えられ、眼球の動きに変化が現れてくるはずです。

視機能が鍛えられていくと、これまで感じていた体の不調にも変化が出てきます。焦らず、変化を楽しみながらビジョントレーニングに取り組んでみてください。

ではまずは、次ページのトレーニングから始めてみましょう。

❶ まずは、90〜95ページの「ビジョンチェック」を！

←

❷ 自分の「眼のクセ」を理解

←

❸ 自分に合った「ビジョントレーニング」に挑戦！

基礎トレーニング❶

眼球運動の追従性チェック

（追従性眼球運動［パスート］）

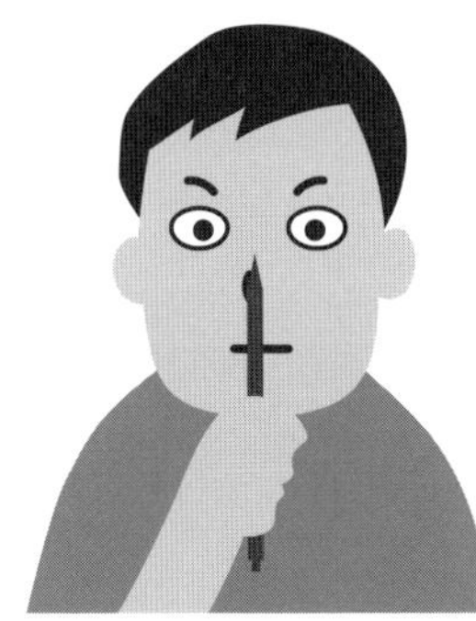

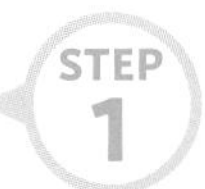

自分の眼の高さにペン先がくるように
ペンを１本持ちます。

STEP
2

ペンを肩幅程度に上下・左右・手前／奥に
ゆっくり動かしながら、
眼でペン先を追っていきます。
慣れてきたら、
斜めの動きも取り入れましょう。

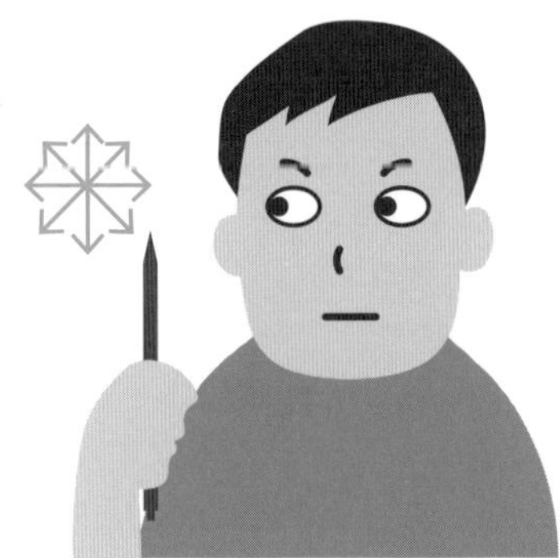

トレーニングのポイント

●視線はペン全体ではなく、ペン先に向けます。ペン先を見るのが苦手な場合は、ペンのお尻側を先にしてください。

●頭を動かさず、眼だけを動かしましょう。

●左右を追うときは、黒目が見えなくなるまで移動しているか、パートナーに確認してもらいましょう。

●上下、左右斜めを追うときは、黒目の中心が、目頭と目尻を真横に結んだ線よりもそれぞれ上、下にあるか（しっかり黒目が動いているか）をパートナーに確認してもらいましょう。

●それぞれの動きの終わりまできたらペンを止め、そのまま目線を5秒間キープしましょう。眼の周りの筋肉が鍛えられます。

基礎トレーニング❷

眼球運動の跳飛性チェック パターンA

（跳飛性眼球運動［サッケード］）

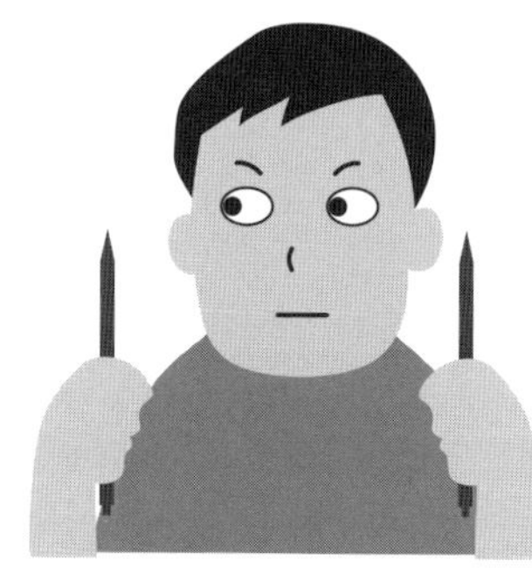

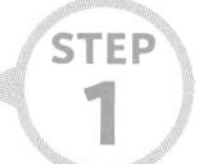

両肩くらいの幅に、
眼の高さでペンを１本ずつ持ちます。

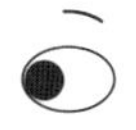

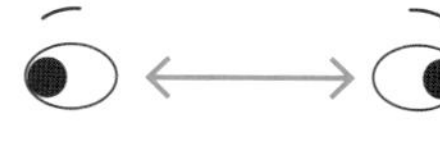

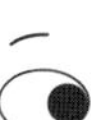

顔はそのままで
眼だけを左右に動かし、
規則正しく視線を飛ばします。

STEP 3

上下、左右斜め上、左右斜め下に
肩幅でペンを持ち、
規則正しく視線を飛ばします。

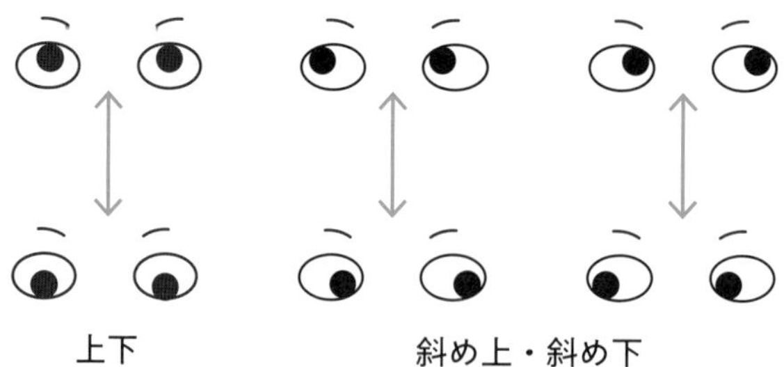

トレーニングのポイント

●目標物を追うのではなく、異なる対象にきちんと視線を飛ばすことができるかどうかのチェックです。

●「リズムに合わせて、規則正しく視線を動かせるかどうか」がポイントです。

●姿勢が崩れてしまわないように注意しましょう。

●あごは上げすぎず下げすぎず、正面を向きましょう。

●体が動いてしまうようであれば、イスに座って安定した状態でおこないましょう。

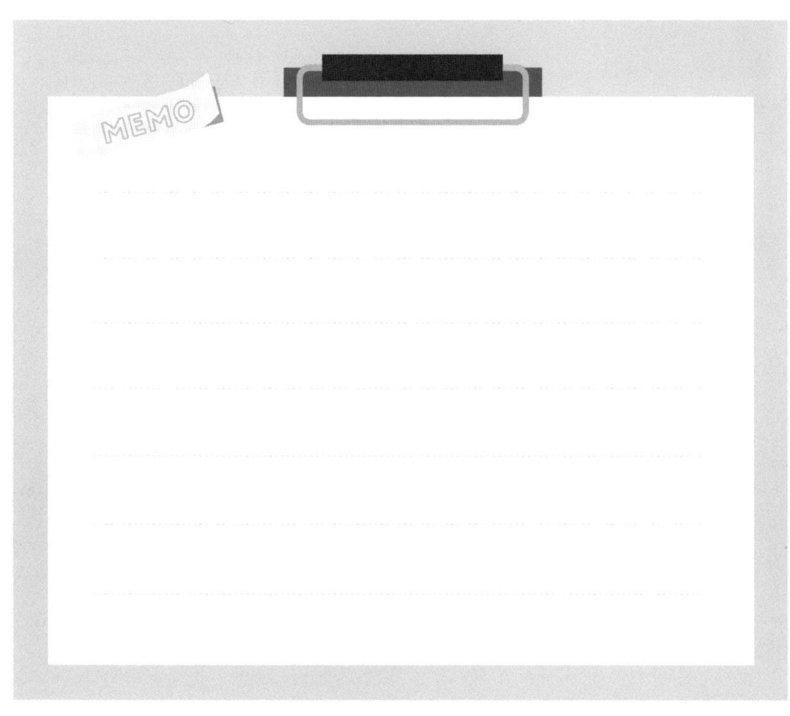

基礎トレーニング❸

眼球運動の跳飛性チェック パターンB

（跳飛性眼球運動［サッケード］）

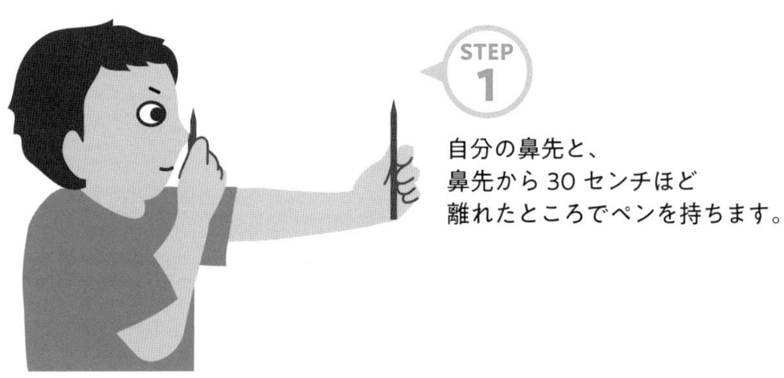

STEP 1

自分の鼻先と、
鼻先から 30 センチほど
離れたところでペンを持ちます。

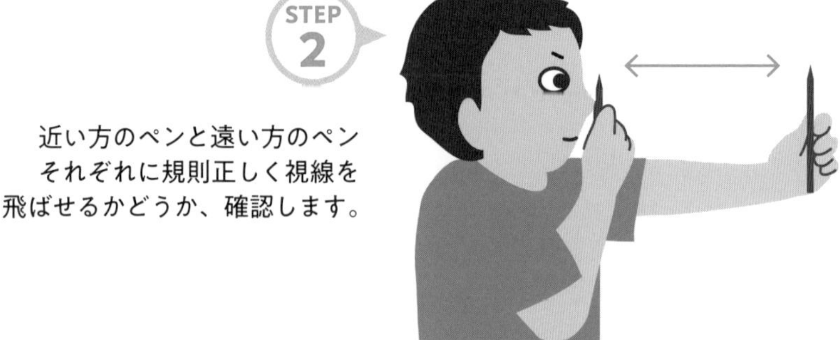

STEP 2

近い方のペンと遠い方のペン
それぞれに規則正しく視線を
飛ばせるかどうか、確認します。

トレーニングのポイント

●遠いペンを見るときは、普通に離れている両方の黒目が近いペンを見るときにしっかり寄り目になるかどうか、確認してください。

●メトロノームのリズムに合わせて、1 分間で規則正しく 25 往復できるくらいのスピードを目指しましょう。

●なるべく立ち上がっておこないましょう。

●近いペンと遠いペン、どちらを見るときに負担を感じているか、意識しながらトレーニングしましょう。

●頭が傾いていないか、きちんと正面を向けているか確認しましょう。

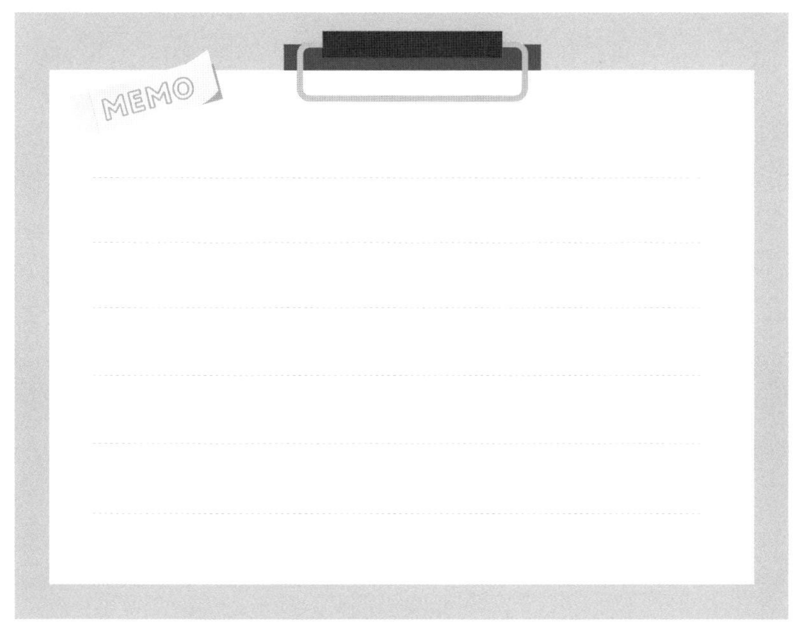

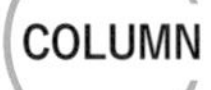

メディアの偏向報道

テレビや新聞、インターネットなど、さまざまな角度から情報収集ができる時代になりました。

しかし、情報が多すぎるあまり、なにが真実でどれが嘘かを自分で見極めなければならなくなったともいえます。

当たり前ですが、メディアが報道しているからといって、それが100%正しいとは限りません。

たとえば、「眼にいい」といわれている商品がテレビで紹介されたとします。あまりにも商品を魅力的に伝えるので、視聴者が「欲しい」と感じることもあるかもしれません。

しかし、その商品を作る人と売る人は、デメリットがあるとわかっていたとしても、多くの場合売れることを最優先にして、商品のメリットしか伝えません。

買う人（視聴者）は、「テレビで紹介されているのだから、大丈夫だろう」と信頼し、商品のデメリットを知ることなく、購入してしまいます。そして、届いた商品を試してみてそこで初めて後悔するというわけです。

このようなことは、私のような視覚に関係する仕事をしている人の周りにもよく耳にする話です。

ひとついえることは、「メディアの中の人たちのことを信じ切っては危険」だということです。メディアには「裏」がある場合もあります。

ですから、眼にまつわる商品を購入する前は眼科医や専門家に確認をすること、科学的根拠に基づいたかたよりのない情報をもとに判断することが大事なのです。

ビジョントレーニング応用編

1日5分！
視機能を鍛える
ビジョントレーニング

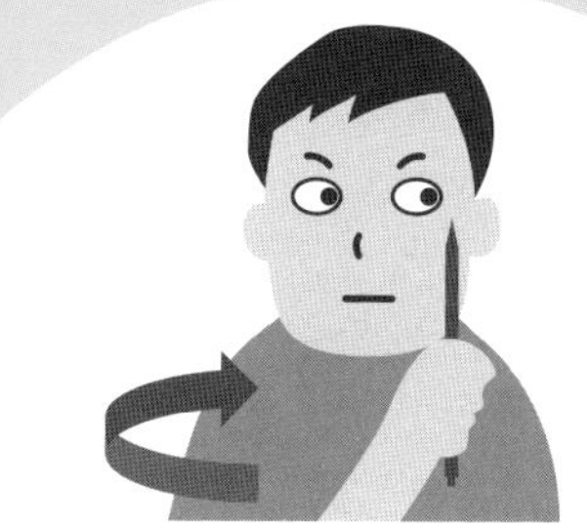

下のQRコードから
応用編の
トレーニング動画を見ることができます。

https://lit.link/0v0ision10

動画で動作を確認しながら、4つのカテゴリのトレーニングに
挑戦してみてください。
自分の眼のクセ（斜位）を意識しつつ、おこなってみましょう。

「1日5分」を目安に続けてみてください。そして、週4日程度、無理のない範囲でおこなってください。

脳は失敗するたびにできなかったことを記憶し、寝ている間に微調整を繰り返します。
そうするうちに、できなかったことが少しずつできるようになっていくのです。

■できるようになることがゴールではない

ここからは、ビジョントレーニング応用編です。
眼球を正確に動かすトレーニングを中心に用意しました。
基礎編よりも、少し時間がかかるトレーニングもありますが、「1日5分」を目安に続けてみてください。そして、週4日程度を設定し、無理のない範囲でおこなってください。
大事なことは、目標を設定し、それに向かってがむしゃらに続けることではありません。あくまでもトレーニングなので、回数を重ね、自分の視機能に向き合うことが大切です。

トレーニングを続けていくうちに、
「これはちょっと苦手だな」
「自分は右の方がやりにくいな……」
といった感覚が生まれてくると思います。
しかし、続けていくうちに、
「あれ？　このあいだよりもスムーズになってきたかも」
と、手ごたえを感じてきます。

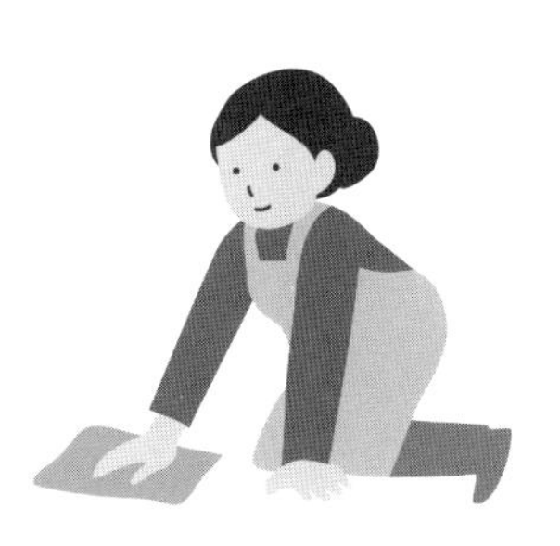
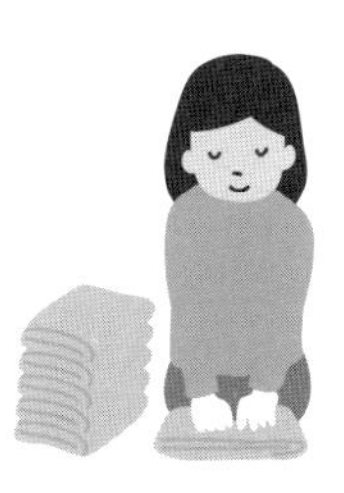

洗濯物をたたむことは「空間認知」のトレーニングになりますし、床の雑巾がけも「クロスパターン」（136ページ参照）の動作になり、前頭葉に刺激を与えます。

脳は失敗するたびにできなかったことを記憶し、寝ているあいだに微修正を繰り返します。このようにして、できなかったことが少しずつできるようになっていくのです。

■日常生活もトレーニングになる

週4日程度、1日5分のトレーニングとは別に、何気ない日常生活の行動もビジョントレーニングになります。

たとえば、**洗濯物をたたむことは「空間認知」のトレーニングになりますし、床の雑巾がけも、65ページでお話しした「クロスパターン」の動作になるので前頭葉に刺激を与えます。**

そして、私たちが生きていくうえで欠かせない食事。料理をする前に冷蔵庫を開けて中になにがあるか確認し、その食材でどんなものを作ろうか、なにが食べたいかをイメージすると思います。

鶏肉が冷蔵庫にあった場合、シンプルに焼くだけにするか、それとも唐揚げにしようか、親子丼もいいなと考えます。それぞれの味付けや切り方などまったく違いますし、調理にかかる時間も変わってきます。

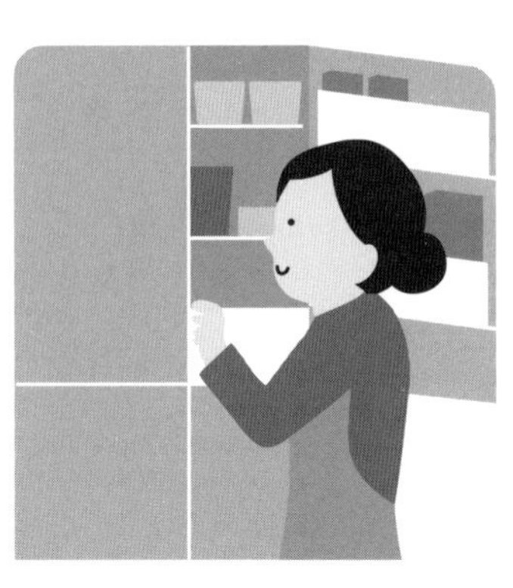

料理は、必要な食材の把握や入手、組み合わせなど、実にいろいろなことを考えて段取りする力が必要になる「脳の筋トレ」です。
また。お金の管理も立派なトレーニングになります。

料理ができたらそれを盛りつけます。家族がいれば等分になるように取り分けるでしょうし、食卓までこぼさないように慎重に運びます。

このように、料理は、じつにいろんなことを考え段取りする力が必要になる「筋トレ」なのです。

また、お金の管理もトレーニングの一環です。

月々の収入に対していくらの支出があるのか、食費にどれだけかけられるかなど、財布の中身や通帳を確認しながら毎月、お金の流れも把握しなければなりません。使うペース配分を考えて使わないと当然、月末は金欠状態になるでしょう。

このように、私たちの日常には、49ページでお話ししたように「①入力→②情報処理→③出力」が多く存在しています。昨日と同じ日常であったとしても、微妙に変化しているのです。

これらの変化も、ひとつのトレーニングだと思ってください。

ここからは、「基礎編」にもう少し難しいトレーニングを加えた「応用編」としました。しかし、そのとおりに実行する必要はありません。オリジナルの形に変化させてもかまいません。「楽しみながら続ける」ことが一番のトレーニングになるのです。

トレーニング時に気をつけてほしいこと

- 週４日、１日５分を目安におこないます。あまり厳密にやりすぎず、楽しむ感覚でやりましょう。苦痛に感じるときは無理におこなう必要はありません。

- ウォーミングアップとして、毎回基礎編の３つのトレーニングを終えたあとにおこないましょう。効果が上がりやすくなります。

- トレーニング後は交感神経優位となり寝つきづらくなるため、就寝前におこなうのは避けましょう。

- 視界に入る場所に気が散るものを置かないようにしましょう。

- トレーニング内容は、すべてできるようにならなくても大丈夫です。毎日続けることが、視機能を高めることにつながります。

- 眼球を正しく動かせているかどうかは自分ではわかりにくいため、第三者にチェックしてもらうか、動画を撮影しましょう。

- 各カテゴリーやメニューについて「こうしなければいけない」はありませんので、自分に合うものを自由に組み合わせてもらって大丈夫です。標準的なトレーニングメニューは、下のQRコードからダウンロードできます。

小松式ビジョントレーニング
https://www.0v0ision10.com/

眼球を正確に動かすトレーニング❶

スパイラル パターンA
（らせん運動）（1人でおこなう場合）

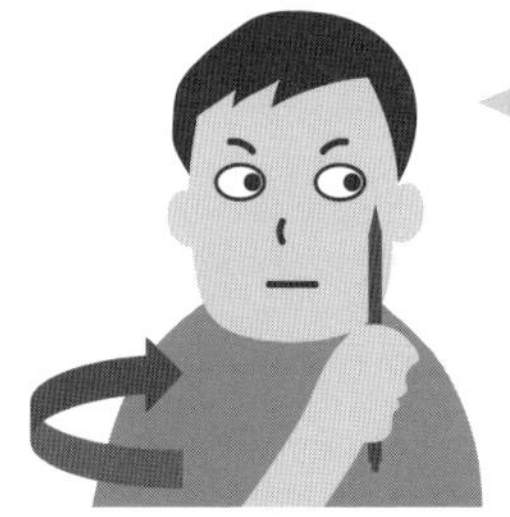

STEP 1

ペン先が目の前にくるように持ち、
ペンを持った手を、内から外に向かって
左右に渦を描くように動かしながら、
両眼でペン先を追いかけていきます。
肩幅くらいの円になったら、
今度は外から内に向かって渦を小さく
していきます。

STEP 2

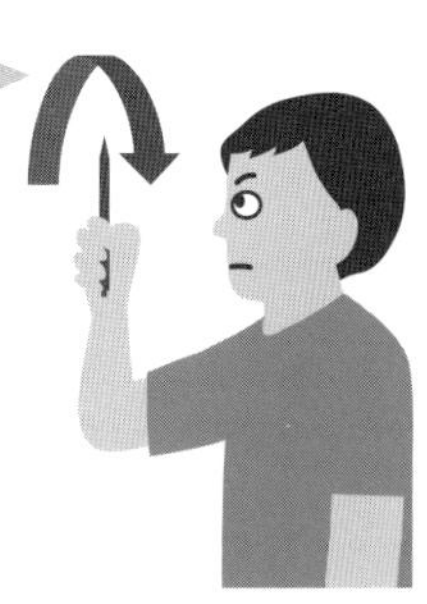

次に、ペン先で内から外へ上下に渦を
描きながら、両眼で追いかけていきます。
STEP1と同じように、
小さな円から徐々に大きくしていきます。
肩幅くらいになったら、
円を小さくしていきます。

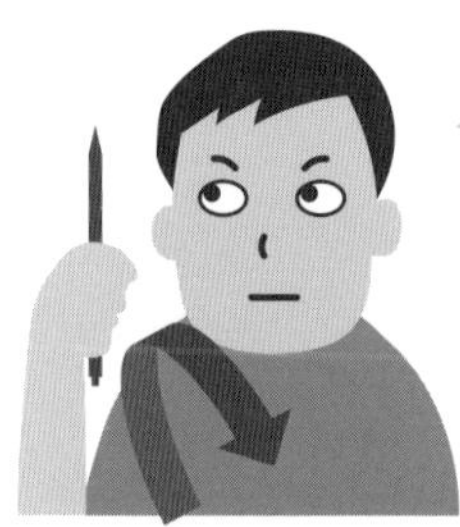

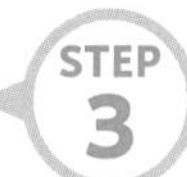

STEP 3

最後に、ペン先で内から外へ斜めの渦を
描きながら、両眼で追いかけていきます。
肩幅と同じくらいの大きさになったら
徐々に小さくしていきます。

トレーニングのポイント

顔は正面を向いたままで、眼と手だけを動かします。円は中から外へ徐々に大きくしていきます。

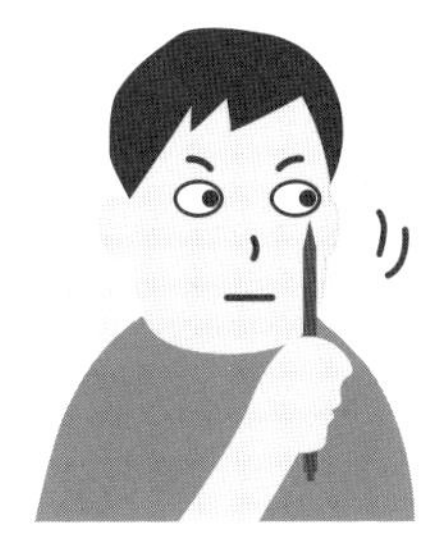

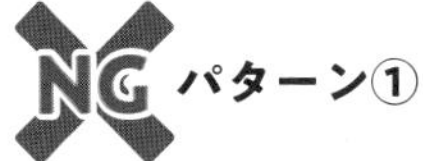

頭が眼と一緒に動いてしまわない
ようにしましょう。

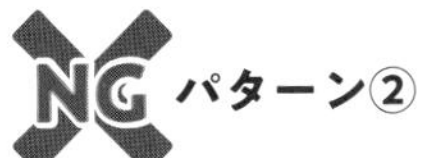

壁にもたれながら
おこなってはいけません。

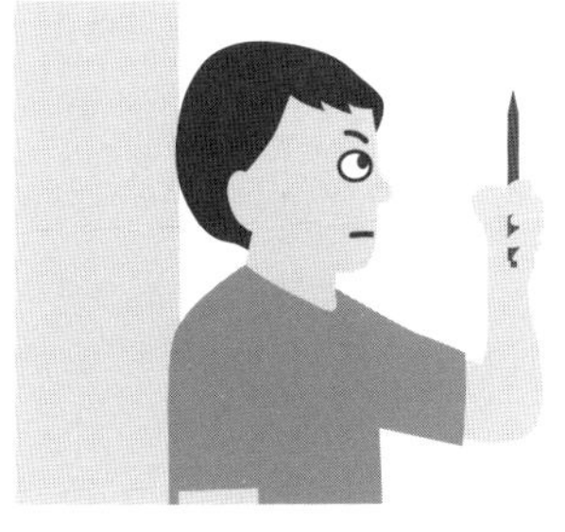

トレーニングの応用

- 正面でおこなえるようになったら、職場（パソコンの前で座った状態）や球技系のスポーツをしているとき（バットやラケットを構えているとき）など、いろいろな環境で試してみましょう。
- 利き手ではない方の手でもやってみましょう。右手で回すときは左手を腰にあて、左足だけで立ってチャレンジしてみてください。逆も同じです。

斜位ごとの効果

1　2　3　4　5

内斜位（4）
寄り目になりがちなため、ペン（ターゲット）が離れていくときを意識しましょう。

外斜位（4）
寄り目が苦手なため、ペンが近づいてくるときを意識しましょう。

上下斜位（4）
一点を見つめたり、眼を斜めに動かすことが苦手な場合があるため、ていねいにおこないましょう。

基本的な動作のため、すべての斜位において必要なトレーニングです。

眼球を正確に動かすトレーニング❷

スパイラル パターンB

（らせん運動）　（2人でおこなう場合）

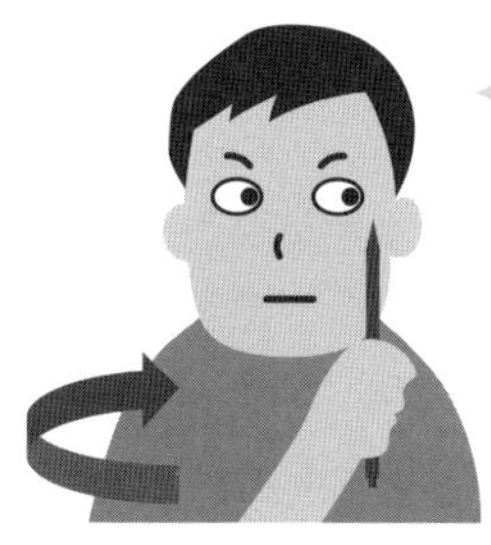

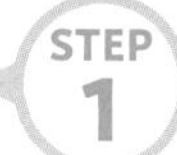

本人の目の前にペン先がくるように
パートナーがペンを持ち、
ペンを持った手を、内から外に向かって
左右に渦を描くように動かします。
本人は、両眼でペン先を追います。

STEP 2

パートナーがペンを持ち、
内から外に向かって上下に渦を描くように
ペンを動かしていきます。STEP1と同じように、
小さな円から徐々に大きくしていきます。
肩幅くらいになったら､円を小さくしていきます。

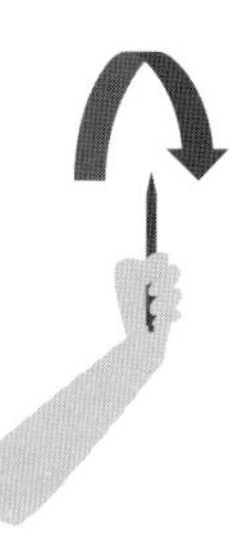

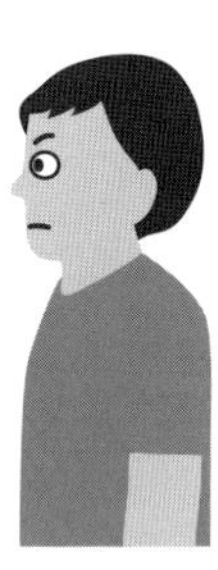

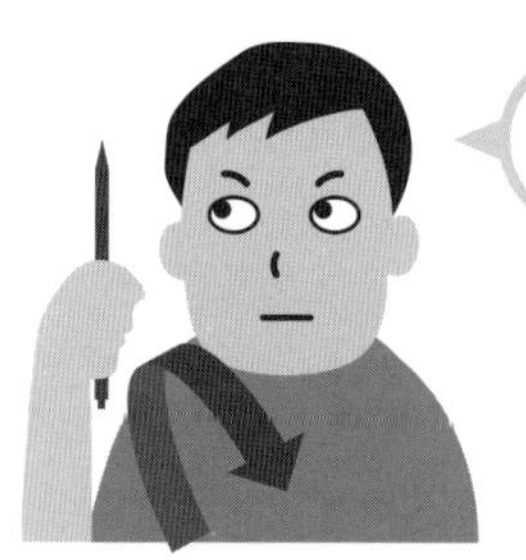

STEP 3

最後にパートナーが「斜め」に
ペンを動かします。
最初は内から外へ渦を大きくしていき、
肩幅くらいの円になったら、外から内へ
円を小さくしていきます。
引き続き本人は両眼でペン先を追います。

トレーニングのポイント

顔は正面を向いたままで、眼だけを動かします。また、追従性眼球運動のため、対象物にしっかり目を向けましょう。

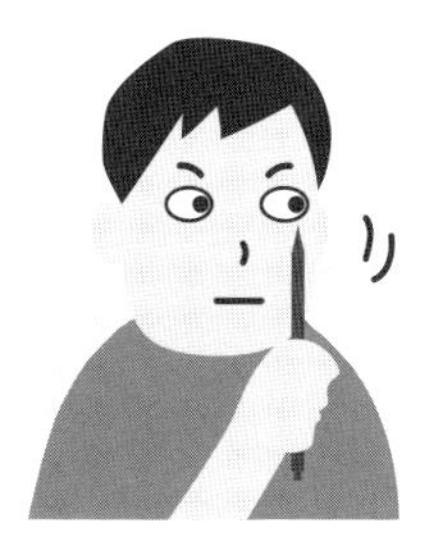

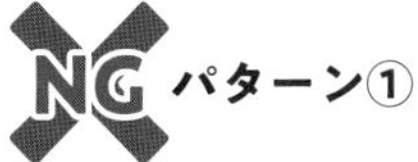

頭を動かしてしまっては効果がありません。眼だけで追いましょう。

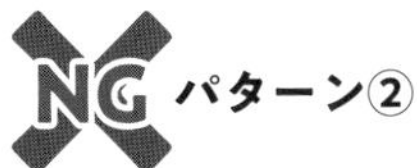

できるだけまばたきをしないようにしましょう。

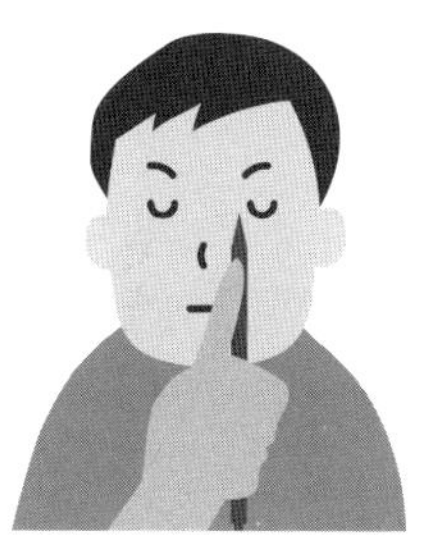

トレーニングの応用

- パートナーにペンの動きを遅くしたり速くしたりしてもらうとき、事前にわからないよう、何も言わずにおこなってもらいましょう。

斜位ごとの効果

	1	2	3	4	5
内斜位				●	
外斜位				●	
上下斜位				●	

内斜位
寄り目になりがちなため、ペン（ターゲット）が離れていくときを意識しましょう。

外斜位
寄り目が苦手なため、ペンが近づいてくるときを意識しましょう。

上下斜位
一点を見つめたり、眼を斜めに動かすことが苦手な場合があるため、ていねいにおこないましょう。

基本的な動作のため、すべての斜位において必要なトレーニングです。

眼球を正確に動かすトレーニング③

VOR（ブイオーアール）

（前庭［耳の中にある運動の方向と速度を認識する器官］のトレーニング）

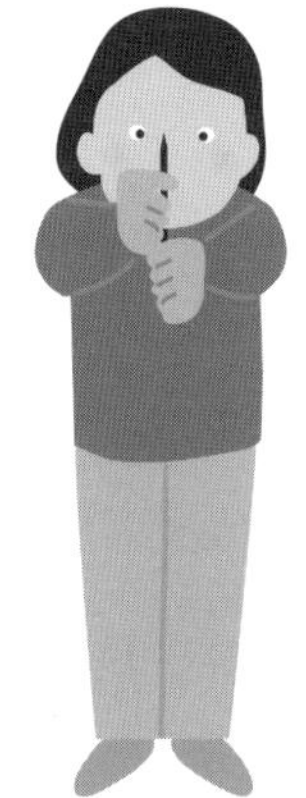

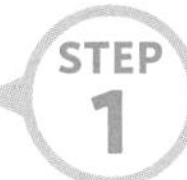

まず、両足を揃えます。
次に両手でペンを持ち、
腕をまっすぐ伸ばします。

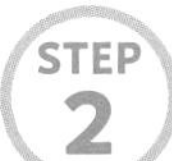

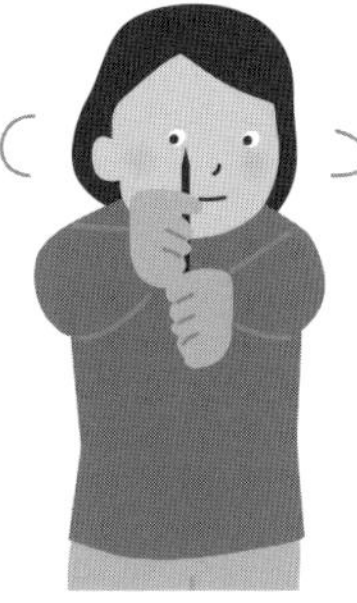

ペン先を見たまま、
頭部を「左右」に動かします。

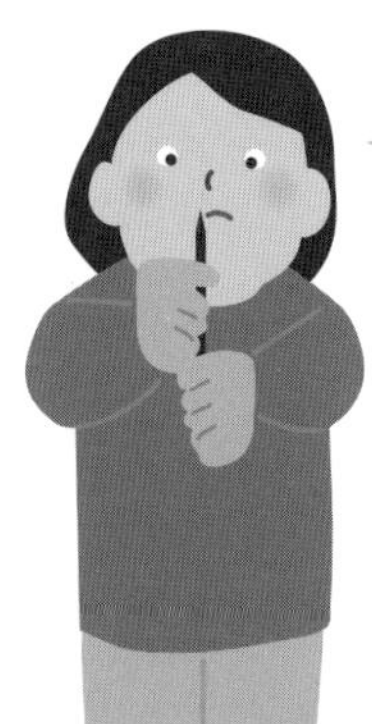

STEP 3

同じようにして、
「上下」と
「斜め」もおこないます。

トレーニングのポイント

足の裏をしっかり床につけて体がふらつかないように踏ん張りましょう。STEP ①から③の動作を 3 ～ 5 往復、おこないます。

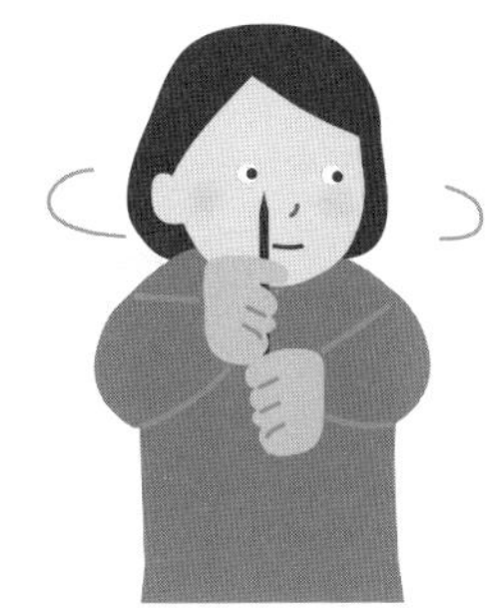

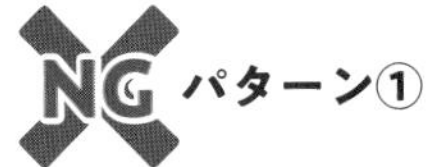

目線がペン先からずれないように気をつけましょう。

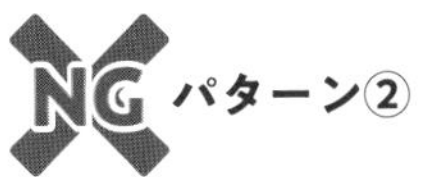

ひじを曲げてはいけません。

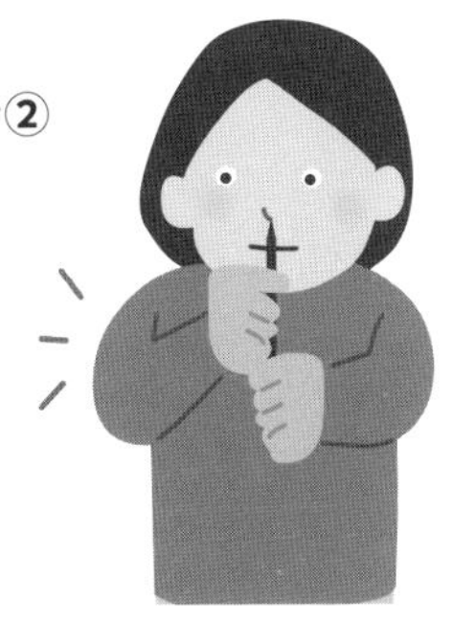

トレーニングの応用

- 上半身は同じ動作ですが、足をタンデム（一方のつま先に、もう一方のかかとをつける）にしておこなってみてください。

- 左右の足を逆にしたパターンでもおこなってみてください。

斜位ごとの効果

1　2　3　4　5

内斜位（5）
中心で凝視してしまうため、頭部が固まると首の可動域が小さくなりやすいので、リラックスしましょう。

外斜位（5）
寄り目が苦手なため、あごが上がりがちなので、頭をまっすぐに保ちましょう。

上下斜位（5）
両眼の動きが上下にずれやすかったり、頭を斜めに動かすことが難しいため、バランスを崩しやすいので注意しましょう。

眼球を正確に動かすトレーニング❹

VORC（ブイオーアールシー）

オプティカルフロー（周辺視野の流れ）を理解するためのトレーニング

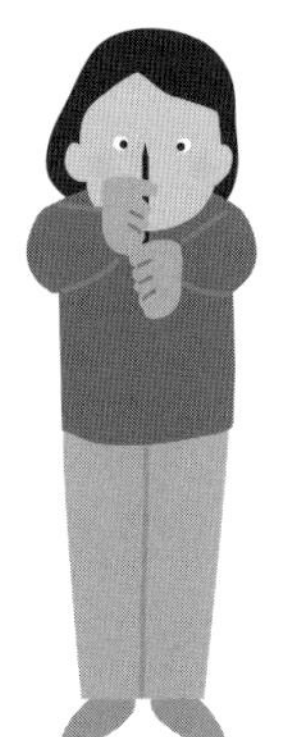

STEP 1

まずは足を揃えます。
次に両手でペンを持ち、
腕をまっすぐ伸ばします。

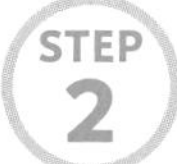

STEP 2

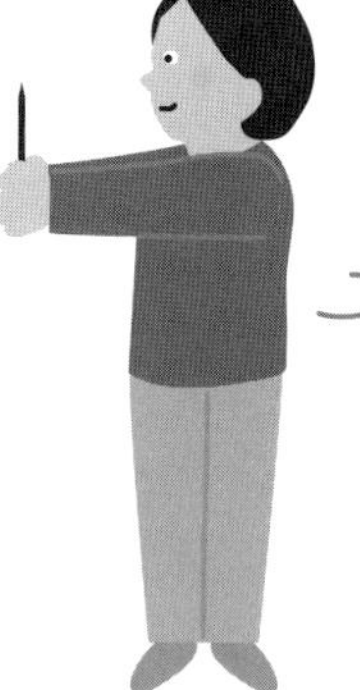

ペン先を見たまま、
上半身を「左右」に動かします。

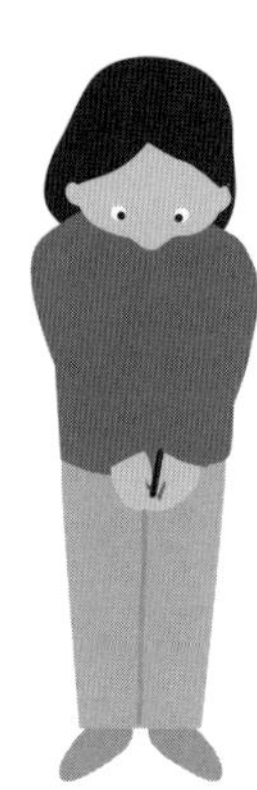

STEP 3

同じようにして、
「上下」と
「斜め」もおこないます。

トレーニングのポイント

肩と腕は固定します。
STEP ①から③の動作を３～５往復おこないます。

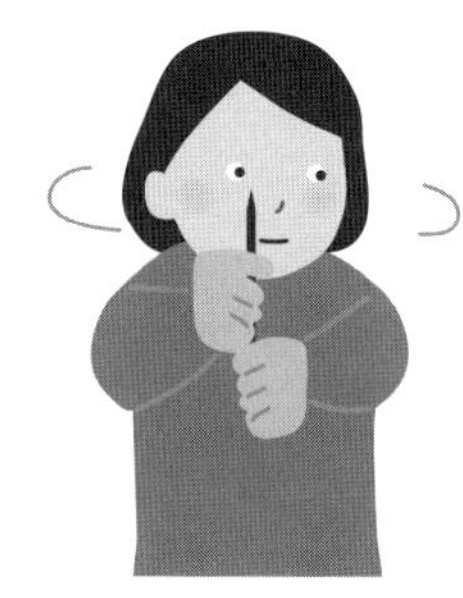

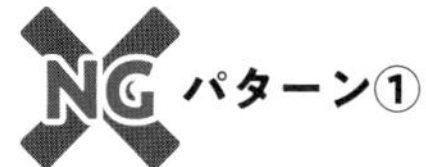

目線がペン先からずれないように
気をつけましょう。

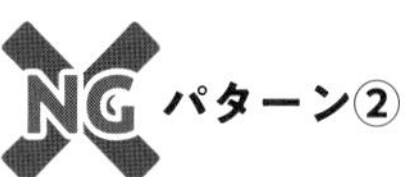

ひじを曲げては
いけません。

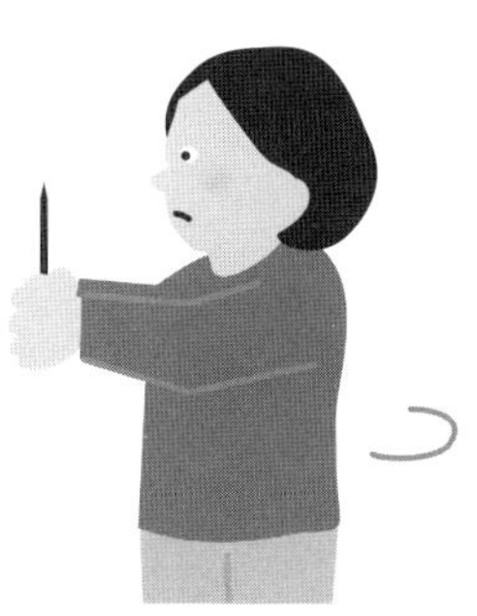

トレーニングの応用

- VORと同じく上半身は同じ動作ですが、足をタンデム（一方のつま先に、もう一方のかかとをつける）にしておこなってみましょう。
- 左右の足を逆にしたパターンでもおこなってみてください。

斜位ごとの効果

	1	2	3	4	5
内斜位					●
外斜位		●			
上下斜位				●	

内斜位（5）
寄り目になりやすい＝周辺視野が狭くなりやすいため、効果的です。

外斜位（2）
反り目になりやすい＝周辺視野が広いため、得意分野です。

上下斜位（4）
苦手な方向がある場合が多いです。その方向を重点的に取り組みましょう。

VOR	VORC
□ 目線が保持できていますか？	□ 目線が保持できていますか？
□ 腕が下がらないように注意しましょう。下がってしまう人は、呼吸の課題が考えられます。	□ 腕が下がらないように注意しましょう。下がってしまう人は、呼吸の課題が考えられます。
□ かかととつま先が一直線になっていますか？	□ かかととつま先が一直線になっていますか？
□ 足を反対側で取り組むとき、直線から外れやすくなります。取り組んでいるうちに外れないように注意しましょう。	□ 足を反対側で取り組むとき、直線から外れやすくなります。取り組んでいるうちに外れないように注意しましょう。
□ 上記のチェックポイントに取り組めているか客観視しましょう。目線が本当に維持できているかどうか、パートナーに確認してもらいましょう。できていると思っても、目線が外れているケースが多くあります。	□ 上記のチェックポイントが実際に取り組めているか客観視しましょう。 目線が本当に保持できているかどうか確認してもらいましょう。できていると思っても、目線が外れているケースが多くあります。VOR 以上に目線が外れているケースが多いため、しっかり確認しましょう。
	□ 片方の腕を曲げたりして調整していませんか？ 両腕ともしっかり伸ばした状態で、上半身を動かしていきます。 両腕で調整してしまうと眼球運動になり、オプティカルフローが促されません。

Check List		スパイラル（らせん運動）（パターン A & B）
初めて取り組むとき	□	頭が動いていませんか？ 動かないように注意しましょう。
	□	しっかり、ペンが丸く回転できていますか？
	□	平たい円ではなく、できるだけ真円を描くように心がけましょう。
何回か取り組んでみてから	□	頭が力んで固定されていませんか？ 緊張が入っているのでリラックスしましょう。
	□	姿勢が傾いたり、歪んでいませんか？
	□	取り組む人は、ペンを持つ方の腕を支えないように注意しましょう。支えないとできない場合、呼吸の問題が考えられますので、一度深呼吸しましょう。
	□	手を動かす速度が早くなっていませんか？ 基礎運動なので、ていねいに動かすことを心がけましょう。
携帯電話で撮影または第三者に見てもらうとき	□	こちらも頭が動いていませんか？
	□	肩やペンを持つ手が緊張していませんか？ 緊張していたら、意識的にリラックスを心がけましょう。
	□	緊張がとれない場合は、緊張しない方の手で多めに取り組みましょう。

セルフお手玉トレーニング パターンA

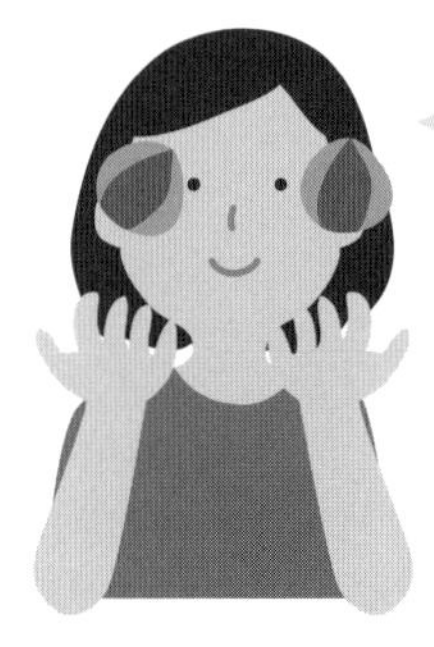

STEP 1

お手玉を左右の手に持ち、
同じ高さに投げ上げます。
そのまま、お手玉を左右同じ高さで受け取ります。

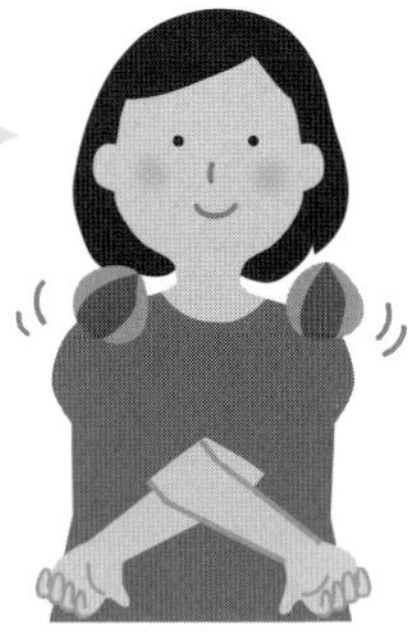

STEP 2

右手を上、左手を下に
クロスさせておこないます。
反対側も同じようにおこないます。

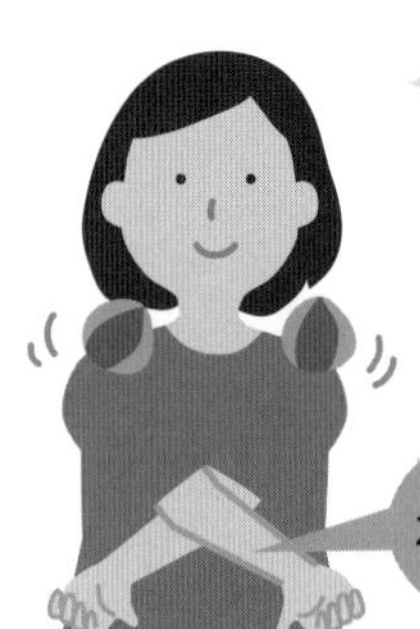

STEP 3

慣れてきたら、
「右腕が上」と「右腕が下」を
交互におこなってみましょう。

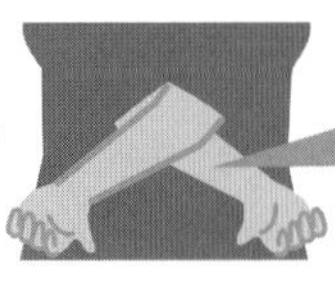

トレーニングのポイント

お手玉の高さが、常に左右同じであることを意識しましょう。
リズミカルにおこないましょう。

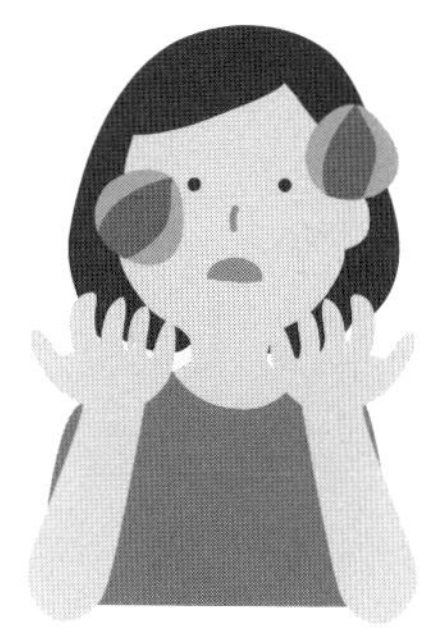

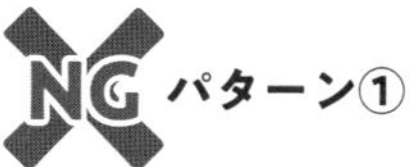

お手玉を投げ上げる高さは合わせましょう。

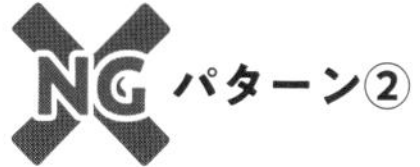

キャッチする高さも左右しっかり合わせましょう。

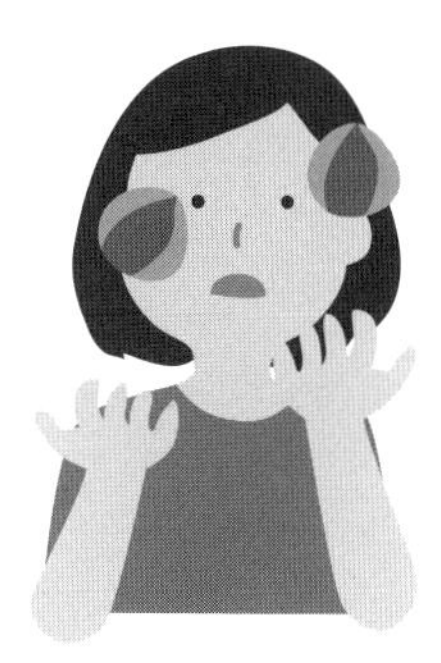

トレーニングの応用

- STEP1～3の流れを、手の甲を上にしておこなってみましょう。

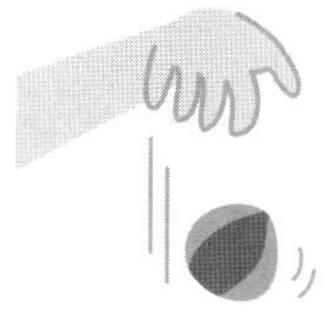

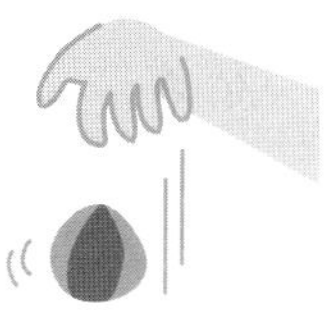

斜位ごとの効果

	1	2	3	4	5
内斜位					●
外斜位				●	
上下斜位					●

内斜位
寄り目になりやすいため、お手玉を注視しすぎないようにしましょう。

外斜位
近づいてくるものが苦手な傾向があるため、自分からお手玉を取りに行くのではなく、落ちてくるのを待つようにしましょう。

上下斜位
体の傾きが起きやすいため、お手玉の左右の高さを合わせることを意識しましょう。

眼と手の協応性を高めるトレーニング❷

紙をできるだけ細く長くさく

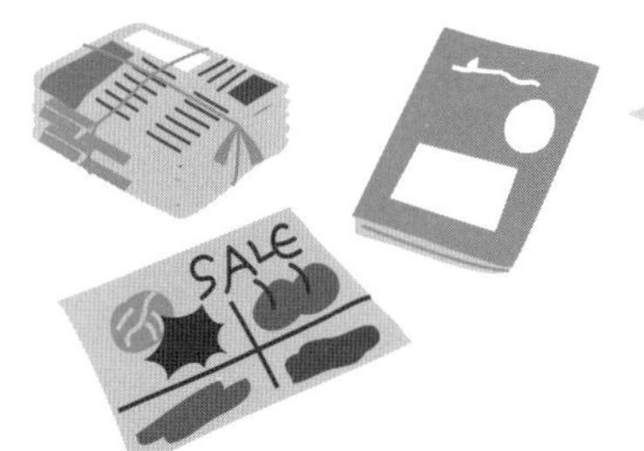

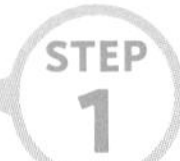

新聞紙や雑誌、
広告を用意します。

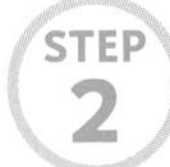

指先で端から渦巻状に、
少しずつさいていきます。

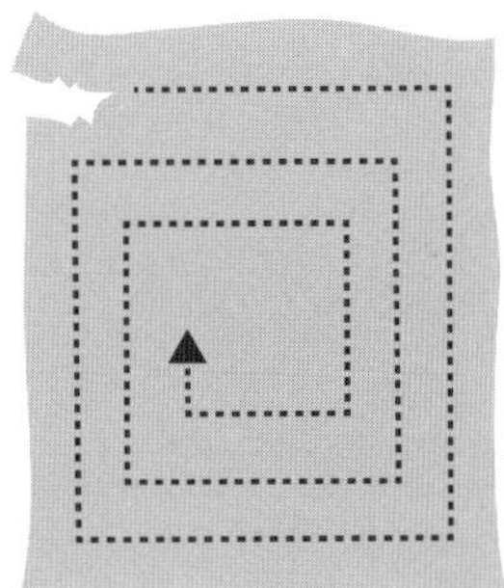

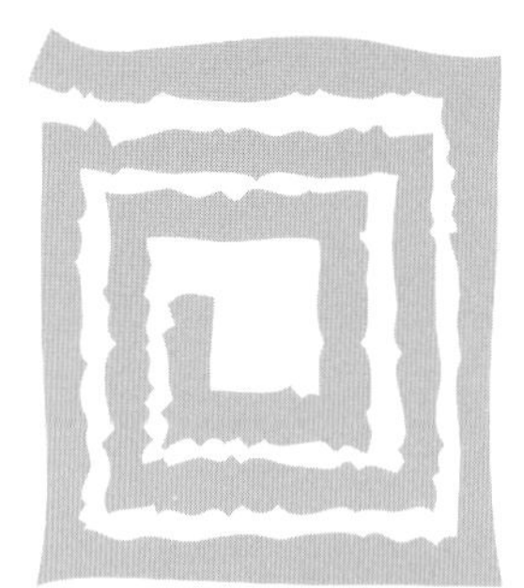

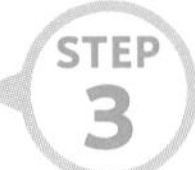

一本の長い紙になるように
さいていきます。

トレーニングのポイント

できるだけ細く長くさいていきましょう。
できれば、親指と人差し指の２本だけを使いましょう。

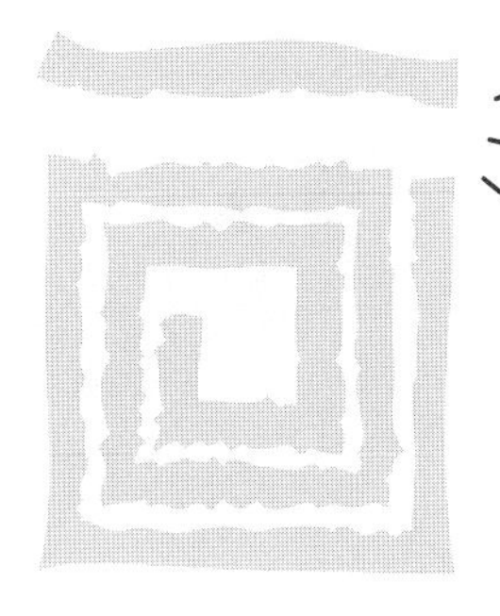

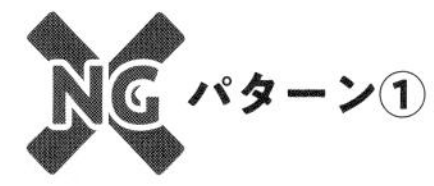

切れてしまったり、斜めになったりしないようにしましょう。

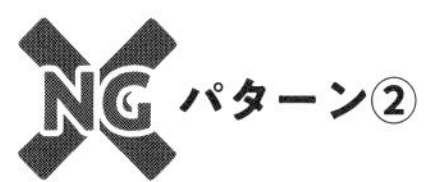

太くなりすぎないように注意しましょう。

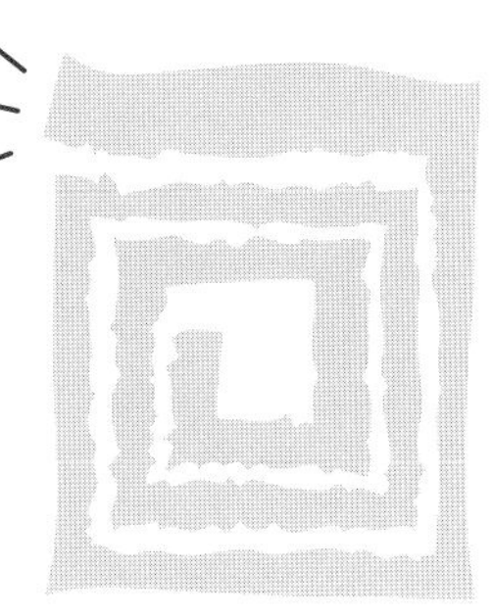

トレーニングの応用

- 昨日の長さを超えられるよう、意識してみてください。
- 一度タイムを計り、次はその時間を縮められるように頑張りましょう。
- ハートや動物の形など、造形的な形を意識してさいてみましょう。

斜位ごとの効果

1　2　3　4　5

内斜位（1）
寄り目になりやすい＝手元の動作に集中しやすいため、比較的楽にできるはずです。

外斜位（3）
反り目＝好奇心が強い傾向があるため、破り方を工夫したり、誰かと競争したりするとやりやすくなります。

上下斜位（5）
苦手分野の可能性があるため、最初はルールをゆるめたりしてやりやすくしてみましょう。

眼と手の協応性を高めるトレーニング③

目を閉じたまま両手の高さを揃える

STEP 1
両足を揃えて目を閉じ、
右手を真横にゆっくり上げていきます。
自分で「ここ！」と思う位置で止めます。
STEP 2
右手はそのままで、
左手も右手と同じ位置まで
ゆっくり上げていきます。
STEP 3
右と左が同じ位置になったと思ったら
目を開け、同じ高さかどうか
チェックします。

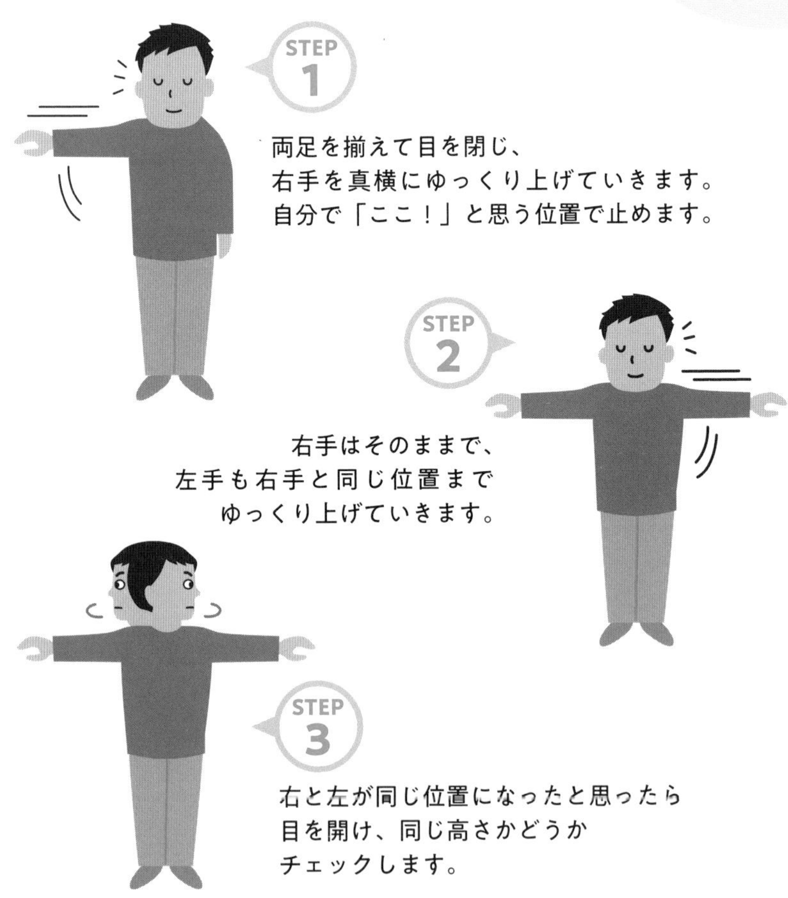

トレーニングのポイント

日ごろの運動経験があるほど、比較的楽にできるはずです。
なかなか合わないときは、鏡を見ながらおこないましょう。

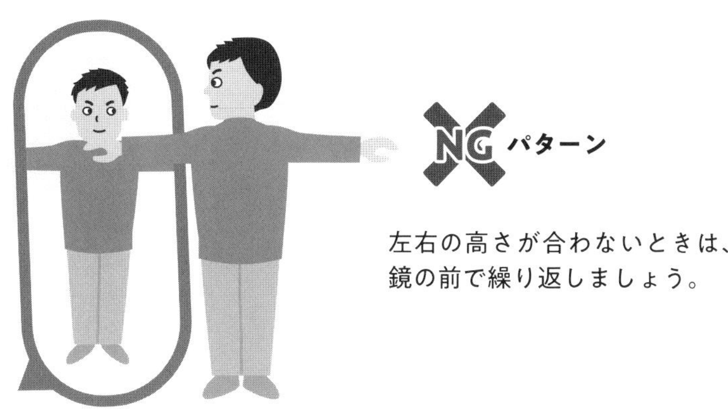

左右の高さが合わないときは、
鏡の前で繰り返しましょう。

トレーニングの応用

- 鏡の前で、真横だけではなく、前後でもやってみましょう。
- ひじや手首の角度を変えて挑戦してみましょう。

斜位ごとの効果

1 2 3 4 5

内斜位 (5)
寄り目になりやすい＝体全体の位置をイメージする力が弱い場合があるため、指の先まで意識しておこないましょう。

外斜位 (5)
反り目になりやすい＝体全体の位置を把握しやすいため得意分野ですが、雑におこなわないようにしましょう。

上下斜位 (5)
利き目でない方の身体感覚がずれていることがあるため、左右の感覚を合わせることを意識しておこないましょう。

自分の感覚と実際の動きとのギャップを、しっかり認識しましょう。

眼と手の協応性を高めるトレーニング❹

セルフお手玉トレーニング パターンB

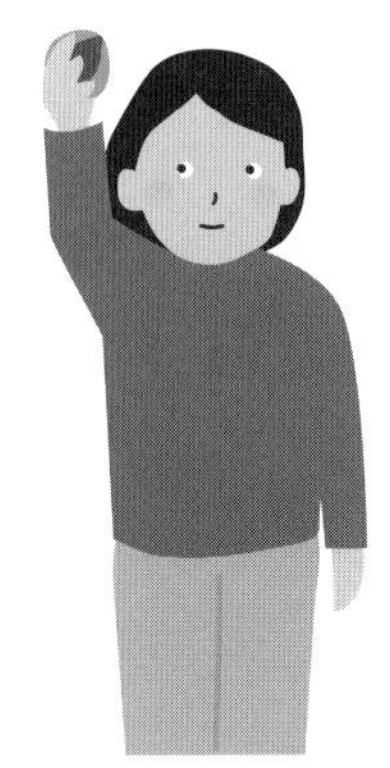

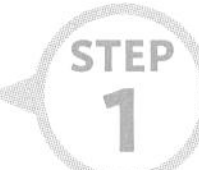

STEP 1

足を肩幅に開いてお手玉を右手に持ち、
頭上に持ち上げます。
顔は正面のままで、
目線だけをお手玉に向けます。

STEP 2

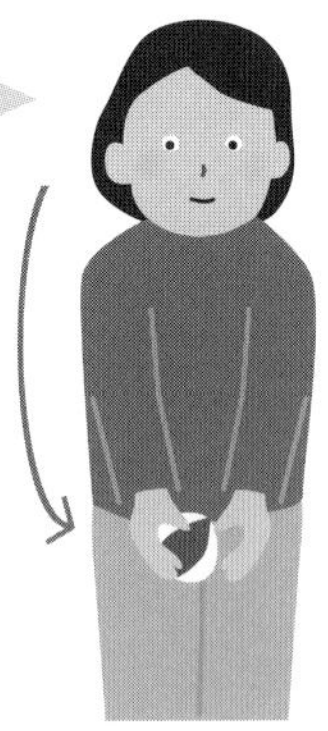

半円を描きながら、右手をゆっくり下に下ろしていきます。
目線は常にお手玉を追います。
真下まできたら、右手から左手にお手玉を渡します。

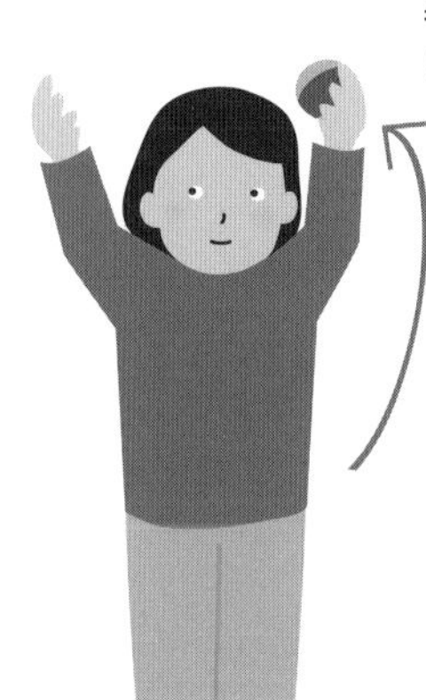

STEP 3

左手も同じように半円を描いていきます。
真上まできたら、また右手に渡します。

トレーニングのポイント

なるべくゆっくりした動作を意識しましょう。
3～5周おこなったら、反対回りもやってみましょう。

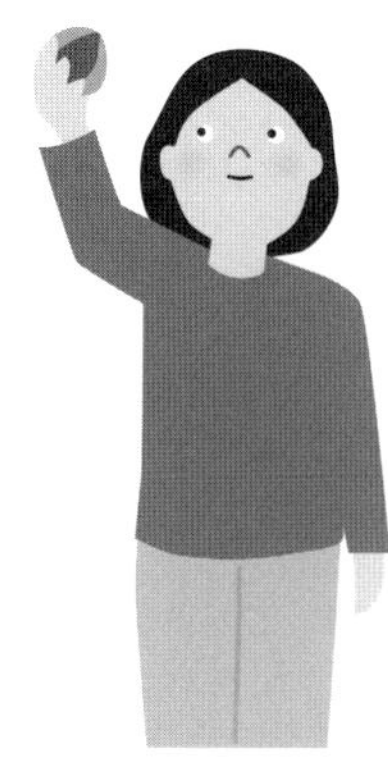

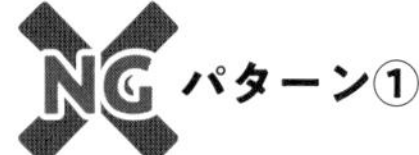

顔を上げすぎないように
気をつけましょう。
（顔は常に真正面です）

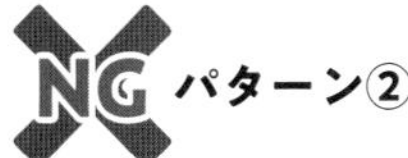

手を曲げたり、
首を動かしたりしないよう
注意しましょう。

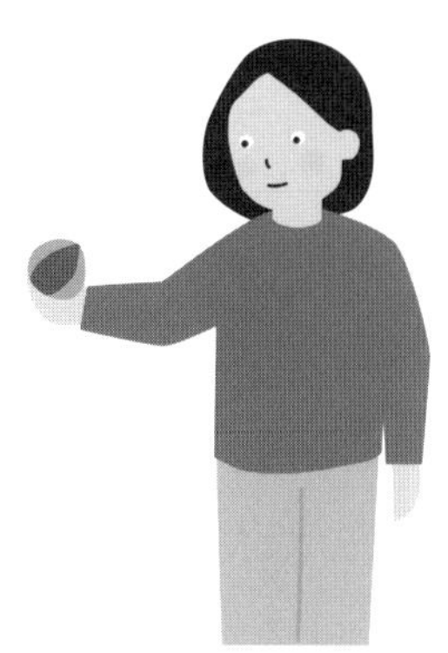

トレーニングの応用

- 慣れてきたら、足元に負荷をつけるために片足だけでやってみましょう。

斜位ごとの効果

	1	2	3	4	5
内斜位			●		
外斜位			●		
上下斜位			●		

内斜位（3）
寄り目になりやすい＝中心で凝視してしまいやすいため、顔が動かないように注意しましょう。

外斜位（3）
反り目になりやすい＝単調な動作に飽きてしまいやすいため、動きに集中しててていねいにおこないましょう。

上下斜位（3）
眼を支える斜筋の力がアンバランスなことがあるため、見えにくい箇所を慎重におこないましょう。

目を閉じたまま両手の高さを揃える

- □ しっかり目を閉じておこないましょう。
- □ できるだけシビアに取り組みましょう。「まぁ合っているかな」程度でOKとするのではなく、しっかりと揃えていきましょう。
- □ 上記チェックポイントが実際に取り組めているか客観視しましょう。
- □ わずかな誤差もしっかり合わせられるよう、段階を踏んでいきましょう。

セルフお手玉トレーニング（パターンB）

- □ 頭が動いていませんか？
- □ 目線がしっかりとお手玉を追えていますか？
- □ 腕を曲げて調整していませんか？眼球運動が狭くなります。腕は伸ばしたまま、広い範囲で大きな視野で取り組みましょう。
- □ 上記チェックポイントが実際に取り組めているか客観視しましょう。目線がしっかりと追えているか、確認しましょう。

Check List	セルフお手玉トレーニング（パターン A）	紙をできるだけ細く長くさく
初めて取り組むとき	□ しっかり目線の高さまでお手玉を上げましょう。お手玉があまり手から離れない人が多いです。 段階を踏んで、手からしっかり離していけるよう取り組みましょう。	□ ちぎれないように頑張りましょう。
	□ クロス受け取りは、最初は得意な手の組み合せから取り組みましょう。 （例）右手が下、左手が上	□ できるだけ均等な幅(まっすぐ)になっていますか？ □ できるだけ細くさけていますか？
何回か取り組んでみてから	□ お手玉をキャッチする際の手の高さが揃っていますか？	
	□ お手玉を集中して見て（注視）しまっていませんか？ 正面を向いて、周辺視野でお手玉の感覚を捉えるように意識しましょう。	□ 指先と違うところ（肩・首・背中・歯の食いしばり）に力が入っていませんか？ 指先に意識を向けて、その他の体の部位はリラックスさせるよう心がけましょう。
	□ クロス受け取りを、得意でない方の手の組み合せで取り組みましょう。	
	□ クロスさせる腕の上下を変えて受け取るやり方に取り組みましょう。	
携帯電話で撮影または第三者に見てもらうとき	□ 上記チェックポイントが実際に取り組めているか客観的に確認しましょう。	□ 上記のチェックポイントが実際に取り組めているか、客観視しましょう。
	□ 緊張でひざが固まっていませんか？ 取り組みが難しいときは、ひざの上下運動を組み合せることを意識しましょう。	□ 自分のイメージと異なる姿勢で取り組んでいないか客観視して、リラックスした取り組みを心がけましょう。
	□ その場で足が固まっていませんか？ 投げたお手玉に動きがあれば、柔軟に体を移動させながらキャッチしてみましょう。	

— 眼の跳飛性と空間認知力を高めるトレーニング❶ —

トランプの数字を覚えてタッチする

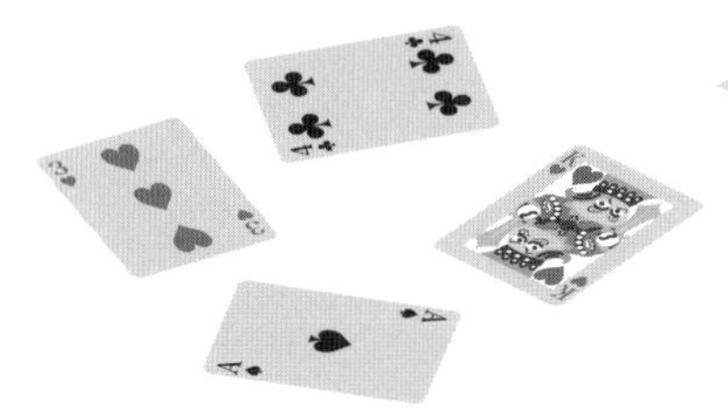

STEP 1

トランプを数枚用意し、
数字側が表になるように
並べます。

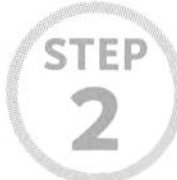

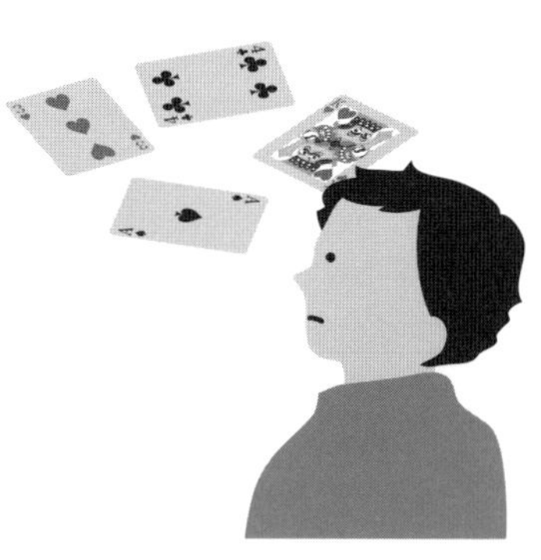

トランプのマークと
数字を覚えて
目を閉じます。

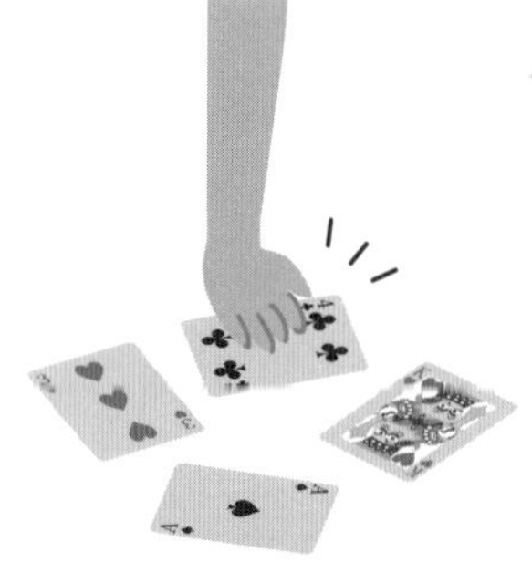

STEP 3

目を閉じたまま、
そのカードを触ります。
パートナーがいる場合、
「クロ　バ　の4はどれでしょう」
と指示してもらいましょう。

トレーニングのポイント

最初のうちは、自分が自信を持って記憶できる程度の枚数にしましょう。

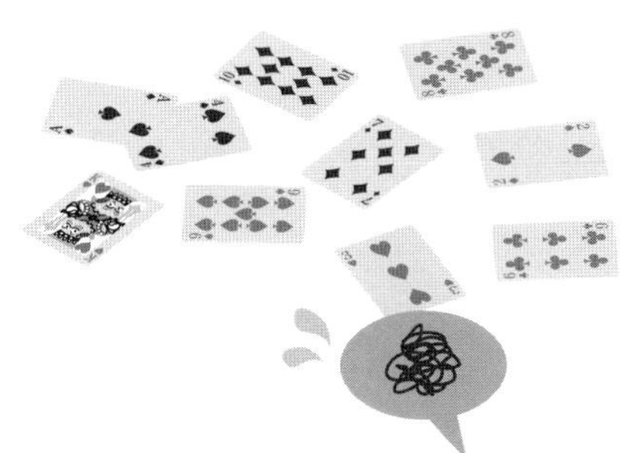

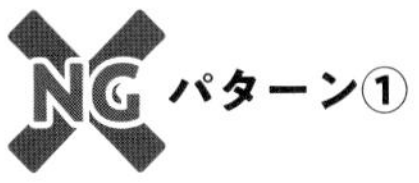

数を欲張ってしまうと、
混乱のもとです。

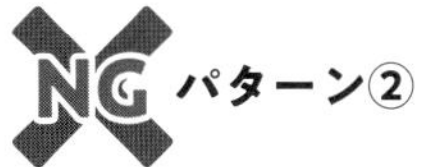

違うカードを触ってしまわないように
注意しましょう。

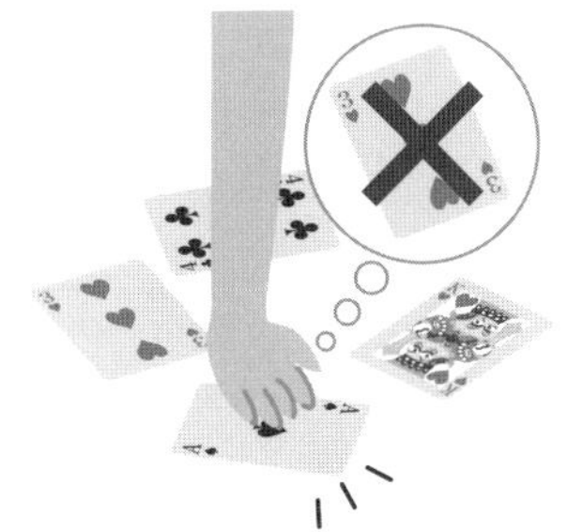

トレーニングの応用

- 少しずつ枚数を増やしていき、トランプを置く範囲も徐々に広げていきましょう。

斜位ごとの効果

1 2 3 4 5

内斜位（5）

寄り目になりやすい＝中心の視野に頼りがちなため、視野を広げるために有効なトレーニングです。

外斜位（3）

反り目になりやすい＝視野が広がりやすいため得意分野ですが、記憶力に自信がない場合は取り組むとよいでしょう。

上下斜位（4）

脳への情報入力と記憶するのに時間がかかる傾向があるため、あせらず、じっくり取り組みましょう。

投げたお手玉の位置を覚え、目を閉じて取りに行く

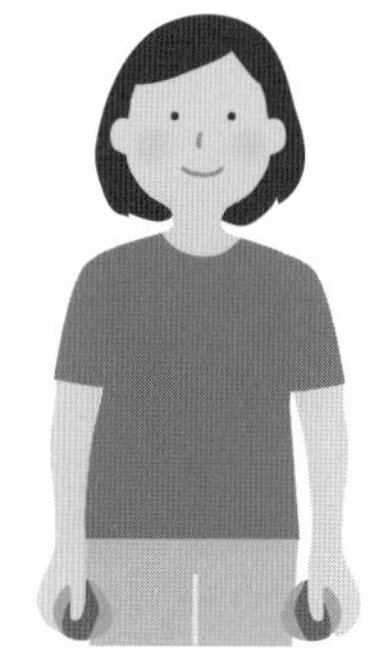

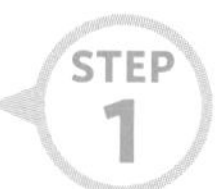

お手玉を
両手に一つずつ持ちます。

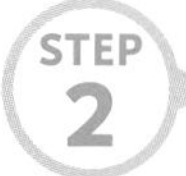

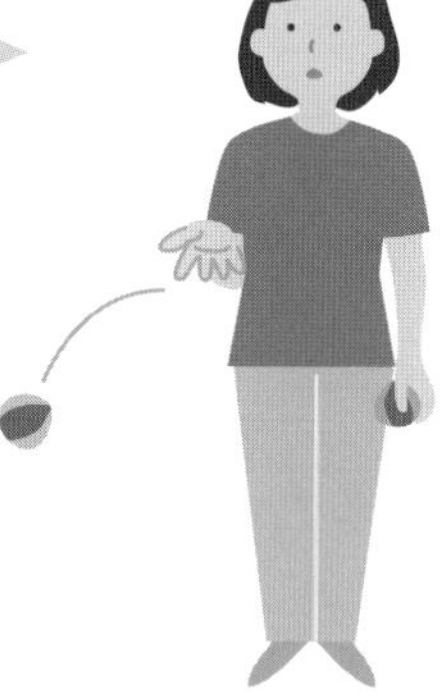

２つのお手玉を、
それぞれ自分の目の前に投げます。
お手玉の位置を確認してから、
目を閉じます。

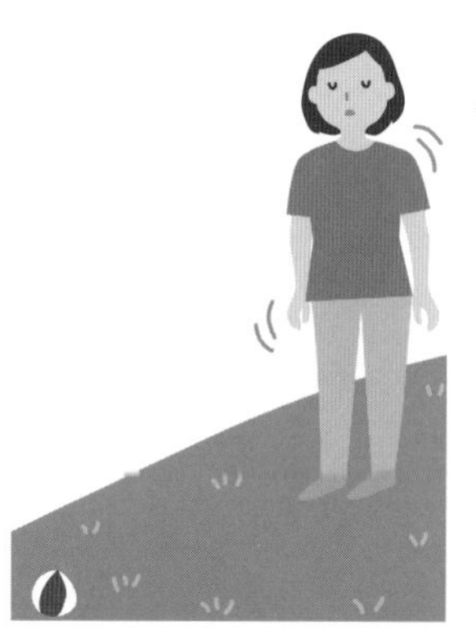

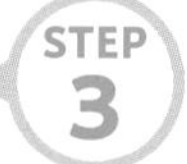

どちらかの一つの色を自分で決め
（パートナーがいる場合は
指示してもらいましょう）、
目を閉じたまま、お手玉を取りに行きます。

トレーニングのポイント

目を閉じても光や物音などがヒントになるため、可能であれば目隠しをして、静かなところでおこないましょう。

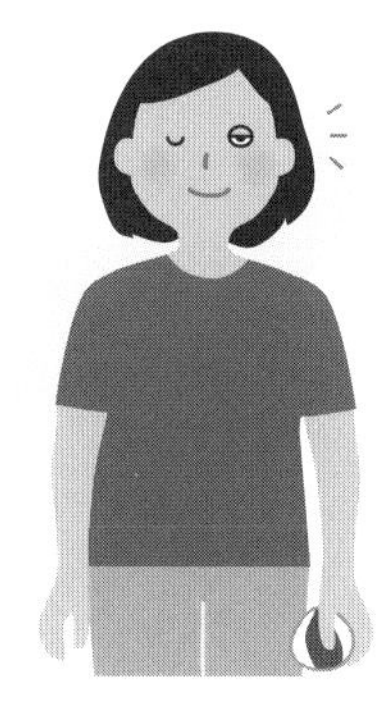

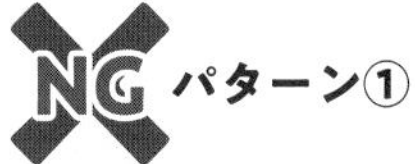

薄目を開けてしまっては、トレーニングになりません。

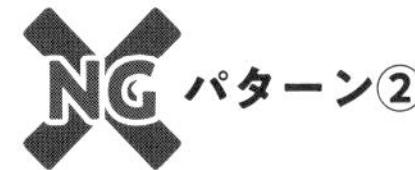

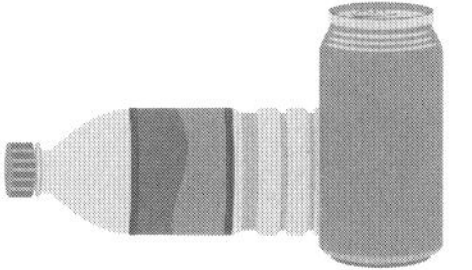

つまずいてしまうような対象物は使わないようにしましょう。

トレーニングの応用

- 慣れてきたら距離を長くしたり、障害物（クッションなど）を置いてみたりして難易度を上げましょう。

斜位ごとの効果

1　2　3　4　5

内斜位（5）

寄り目になりやすい＝手の届かない範囲の認知が苦手なため、広い空間認知の課題があると有効なトレーニングです。

外斜位（1）

反り目になりやすい＝比較的広い範囲を認知できるため得意分野ですが、ていねいにおこないましょう。

上下斜位（3）

利き目側に身体感覚がずれていることがあるため、感覚のずれを調整するのにおすすめのトレーニングです。

— 眼の跳飛性と空間認知力を高めるトレーニング❸ —

投げたお手玉の位置を覚え、目を閉じて回転して取りに行く

STEP 1

目の前に対象物を置いて記憶し、
目を閉じます。

STEP 2

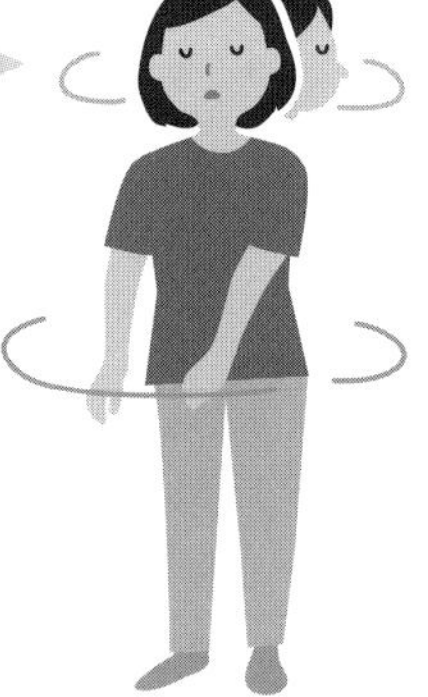

その場で回転したり、
自由に動き回ってください。
しばらくしたら立ち止まり、
対象物があると思うところまで
歩いてください。

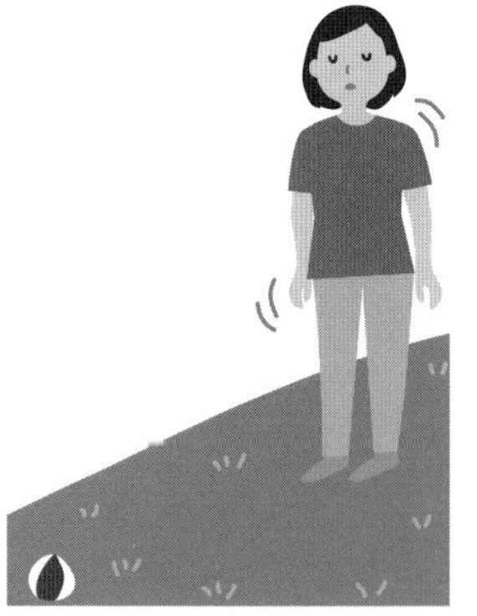

STEP 3

そして、対象物があると思うところで
拾ってみてください。
拾えても拾えなくてもいいので、
そこで目を開けて対象物を
確認してください。

トレーニングのポイント

最初は、短い距離でおこなってみましょう。

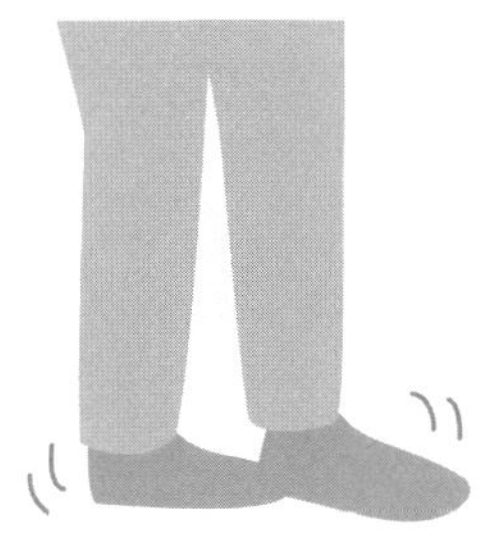

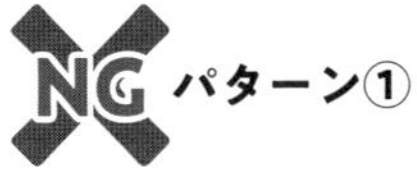

すり足でおこなわない
ようにしましょう。

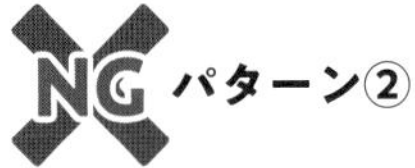

つまずいてしまうような対象物は
使わないようにしましょう。

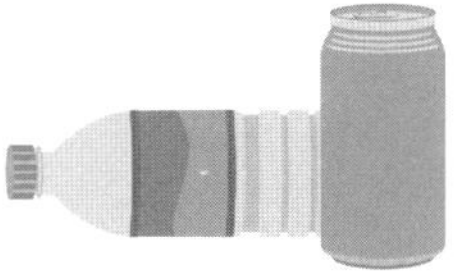

トレーニングの応用

- 慣れてきたら距離を長くしたり、障害物（クッションなど）を置いてみたりして難易度を上げましょう。

斜位ごとの効果

1　2　3　4　5

内斜位（5）

寄り目になりやすい＝広めの空間認知が苦手なことが多いため、有効なトレーニングです。

外斜位（1）

反り目になりやすい＝広めの空間認知が得意ですが、回転してからの動きが苦手な人は取り組んでほしいトレーニングです。

上下斜位（3）

利き目と反対側の身体感覚のぶれを調整するのにおすすめのトレーニングです。

— 眼の跳飛性と空間認知力を高めるトレーニング④ —

正面で投げ上げたお手玉を、90度体の向きを変えてキャッチする

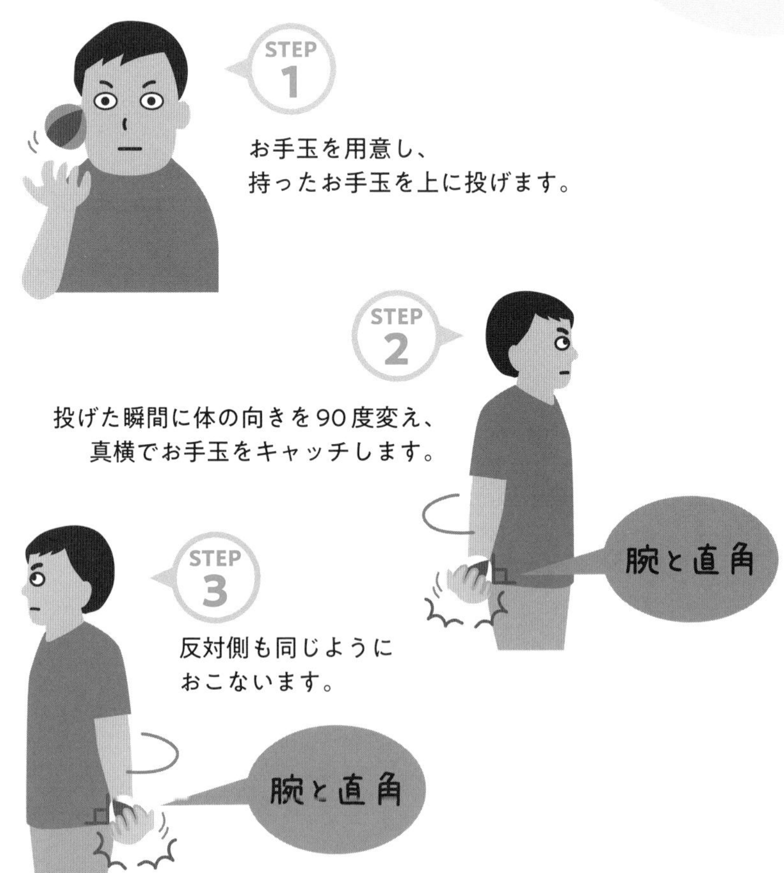

トレーニングのポイント

最初はつかみやすいお手玉でおこないましょう。
回りやすい方向だけでなく、左右同じ回数をおこないましょう。

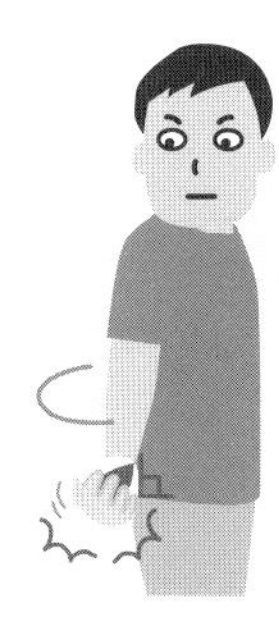

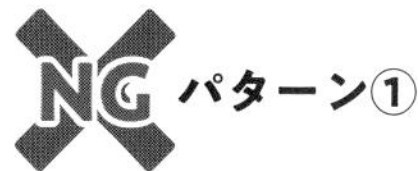

お手玉をキャッチするところは
見てはいけません。

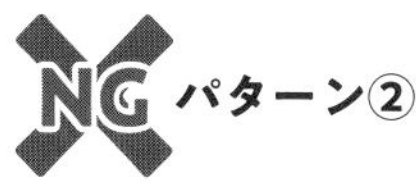

回転するときに軸がブレないよう、
しっかり踏ん張りましょう。

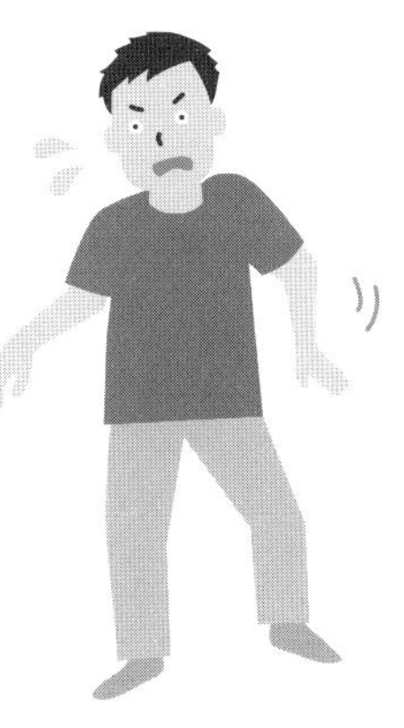

トレーニングの応用

- 慣れてきたら、180度向きを変えてキャッチしてみましょう。
- お手玉から、少し硬めのボールに変えてやってみましょう。

斜位ごとの効果

	1	2	3	4	5
内斜位					●
外斜位			●		
上下斜位				●	

内斜位（5）
寄り目になりやすい＝周辺視野が狭くなりがちなので、お手玉の軌道を予測しながらおこないましょう。

外斜位（3）
反り目になりやすい＝飽きやすく雑になりやすいため、速さと正確性を上げておこないましょう。

上下斜位（4）
利き目ではない側に感覚がずれていることがあるため、回転するときに苦手な方向を重点的におこないましょう。

	投げたお手玉の位置を覚え目を閉じて取りに行く＋回転バージョン
□	しっかりと目を閉じておこないましょう。
□	最初は、近い距離から取り組みましょう。
□	お手玉との距離があれば、目を開けて何回か取り組んで答え合わせをしましょう。
□	お手玉を遠くに投げて挑戦してみましょう。
□	障害物をいろいろ置いて試してみましょう。すべったり、足首をひねったりしない障害物を選びましょう。
□	広い場所でも取り組めるよう、立ち位置や環境を変えてみましょう。
□	上記チェックポイントが実際に取り組めているか客観視しましょう。
□	歩行の速度などに注目しましょう（遅すぎないか、安定した歩行ができているか）。
□	対象物にまっすぐ進めていますか？
□	回転するとき、正確に回れていますか？

	正面で投げ上げたお手玉を90度体の向きを変えてキャッチする
□	頭が動かないように意識しましょう。
□	お手玉が落ちてくるところを意識しましょう。
□	お手玉の軌道を意識しましょう。
□	上げる高さを変動させておこないましょう。
□	回転の角度を増やしましょう。
□	難易度を上げて難しいようなら見ながらおこない、徐々に見ないようにしていきましょう。
□	上記チェックポイントが実際に取り組めているか客観視しましょう。
□	頭が動いていませんか？

Check List	トランプの数字を覚えてタッチする	
初めて 取り組むとき	□	しっかりと目を閉じておこないましょう。
何回か 取り組んで みてから	□	目的のカードのみを、しっかりとタッチできるように心がけましょう。
	□	利き手でない方の手でも正確にタッチできるように取り組みましょう。
携帯電話で撮影 または 第三者に 見てもらうとき		

眼のトータルスキルを上げるトレーニング❶

セルフお手玉トレーニング パターンC

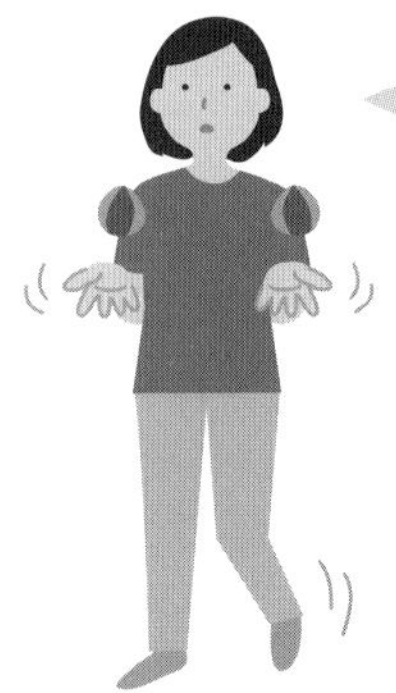

STEP 1

お手玉を左右の手に一つずつ持ち、２つを同時に投げながら歩きます。

STEP 2

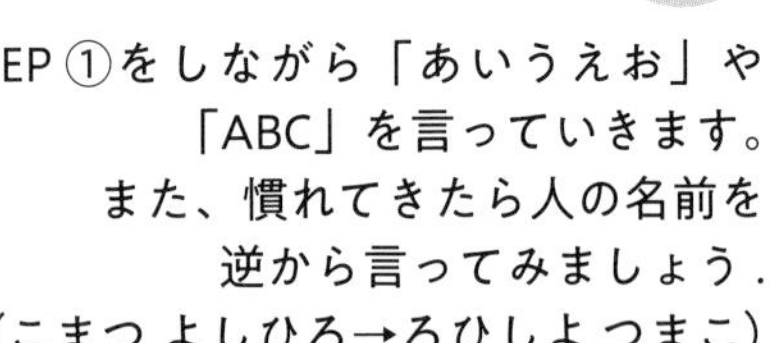

STEP ①をしながら「あいうえお」や「ABC」を言っていきます。
また、慣れてきたら人の名前を逆から言ってみましょう．
（こまつ よしひろ→ろひしよ つまこ）

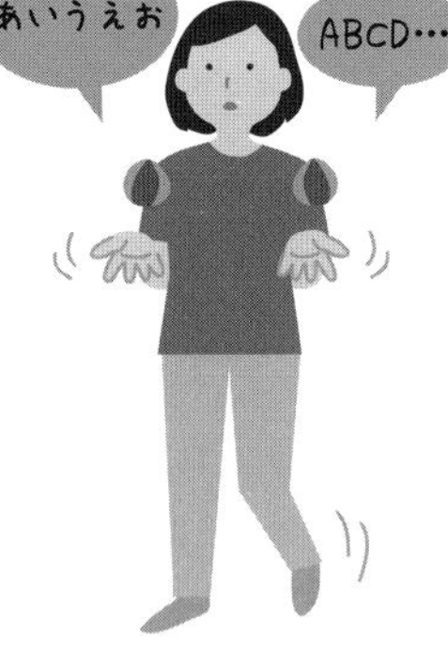

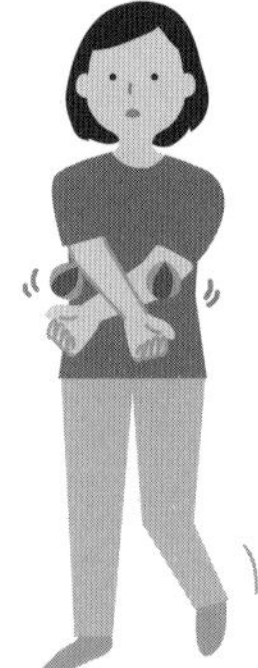

STEP 3

慣れてきたら、
クロスバージョンにも挑戦してみましょう。

トレーニングのポイント

最初から難しいことはやらず、少しずつ課題を増やしていきましょう。

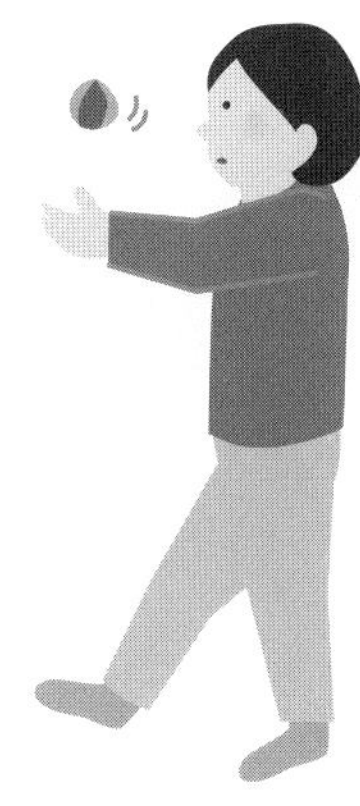

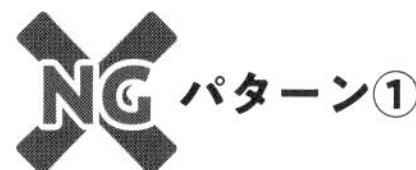

歩くリズムとお手玉を投げるリズムが同じにならないようにしましょう。

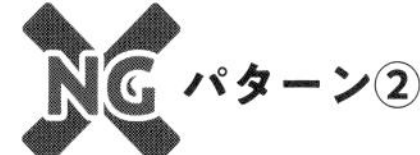

言葉を発しているときも、お手玉は続けましょう。

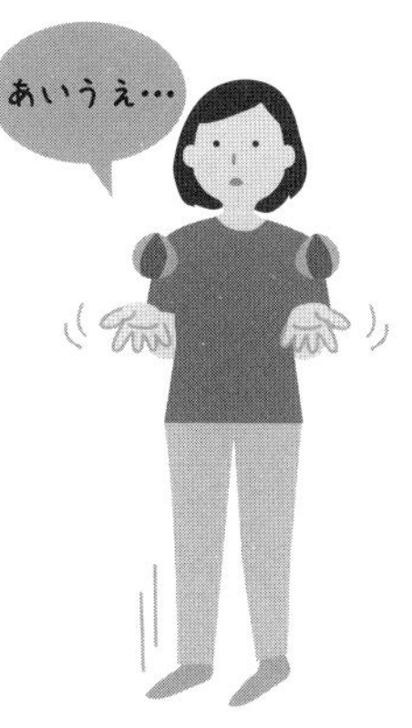

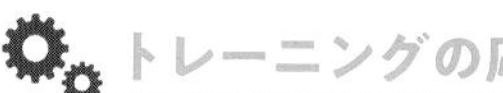

- 手首をクロスしたやり方に慣れてきたら、タンデム歩行（片方のつま先にもう片方のかかとをつけ交互に歩く）にも挑戦してみましょう。

斜位ごとの効果

	1	2	3	4	5
内斜位					●
外斜位					●
上下斜位					●

内斜位
寄り目になりやすい＝タスク（同時におこなう動作）が増えると動きが悪くなりがちなので注意しましょう。

外斜位
反り目になりやすい＝単純動作に飽きてしまいやすいので、ていねいにおこないましょう。

上下斜位
利き目でない方の感覚がずれていることがあるため、左右の感覚、つまりお手玉を左右同時に受け取れるよう意識しましょう。

クロスパターン パターンA

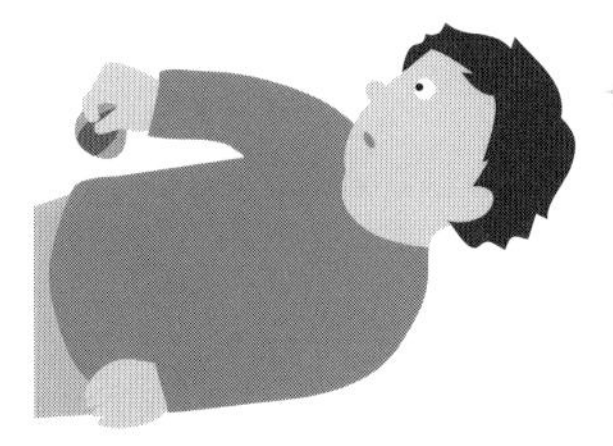

STEP 1

あお向けに寝そべり、おこなう側に置いたお手玉を手に取ります。

STEP 2

眼でお手玉を追いながら
大きく弧を描いて、
お手玉を握った手を斜め上に移動させます。

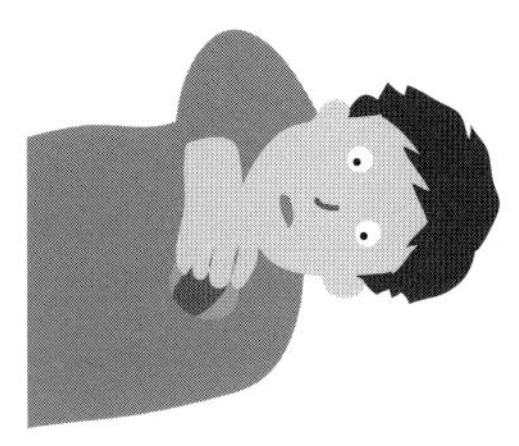

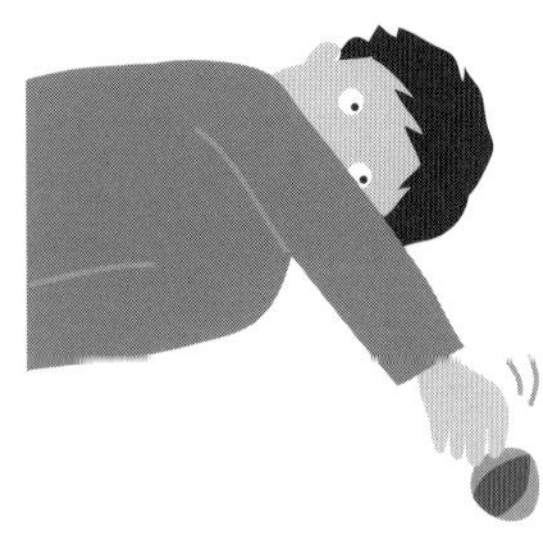

STEP 3

なるべく遠くに置きます。
これを右と左、交互におこないます。

トレーニングのポイント

対象物をしっかりと見ながら、できるだけ頭から遠くに置きましょう。

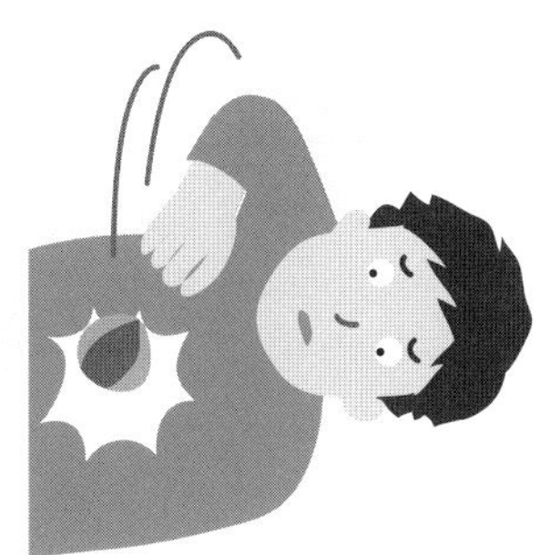

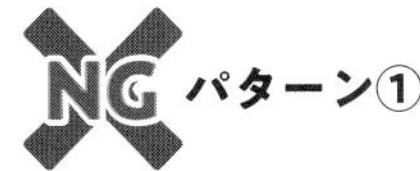

速さにこだわる必要はありません。
お手玉を落としやすくなります。

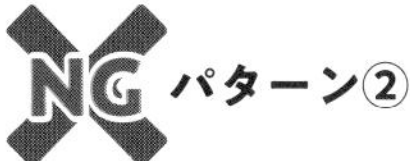

対象物を置く前に、
置く場所を確認してはいけません。

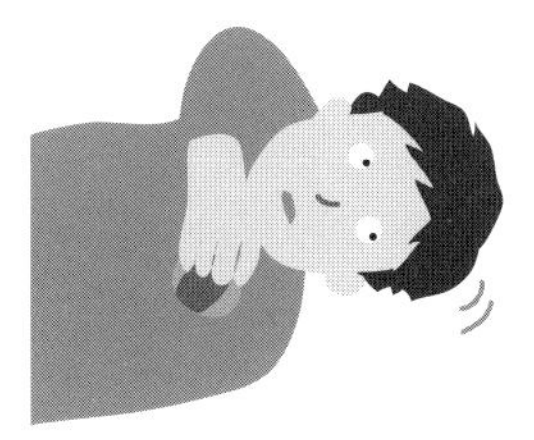

トレーニングの応用

- おこなう側から斜め上にお手玉を置くパターンができたら、同じように、おこなう側から斜め下に置くパターンにも挑戦しましょう。

斜位ごとの効果

	1	2	3	4	5
内斜位					●
外斜位					●
上下斜位					●

内斜位：寄り目になりやすい＝タスク（同時におこなう動作）が増えると動きが悪くなりがちなので注意しましょう。

外斜位：反り目になりやすい＝単純動作に飽きてしまいやすいので、ていねいにおこないましょう。

上下斜位：利き目でない方の感覚がずれていることがあるため、左右の感覚、つまりお手玉を左右同時に受け取れるよう意識しましょう。

基礎編（90 ~ 95 ページ）が苦手な人に有効なトレーニングです。

クロスパターン パターンB

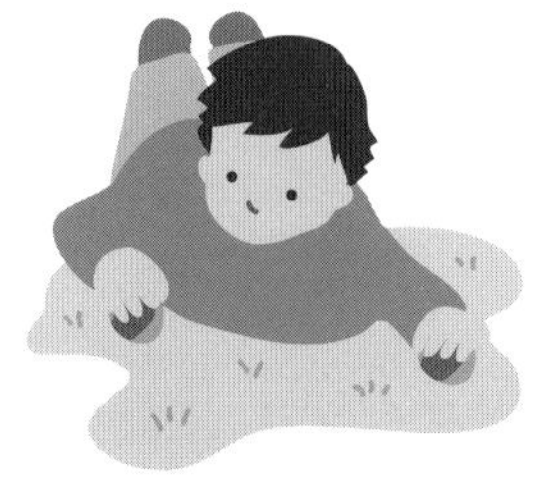

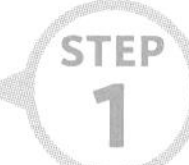

STEP 1

鼻呼吸を意識しながら、
お手玉を持ってうつぶせになります。

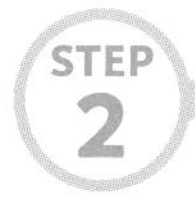

STEP 2

お手玉を眼で追いながら、
お手玉を握った手を斜め前に思いきり伸ばして
お手玉を置きます。
置くときに、鼻でしっかりと息を吸いましょう。

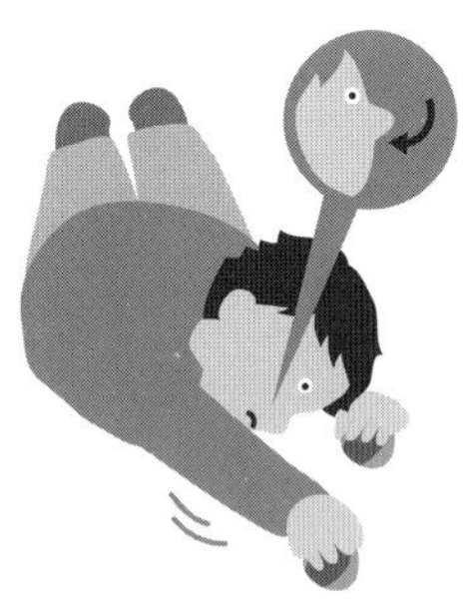

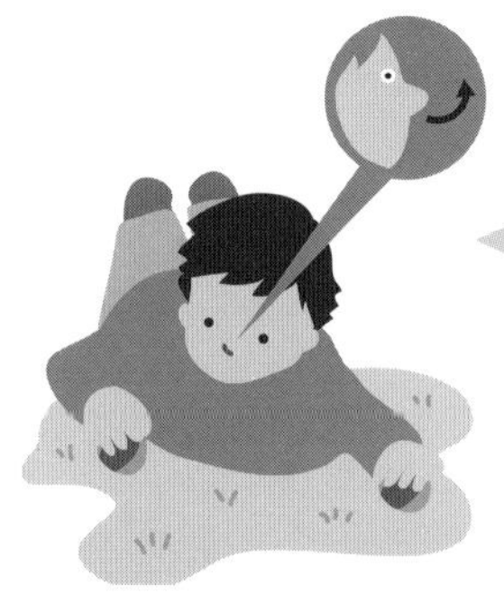

STEP 3

鼻からゆっくり吐きながら、
もとの態勢に戻ります。
これを、左右の手で繰り返します。

トレーニングのポイント

パターンAと同じように、お手玉から目を離さないようにしましょう。
「鼻から吸って鼻から吐く」ことを意識しましょう。

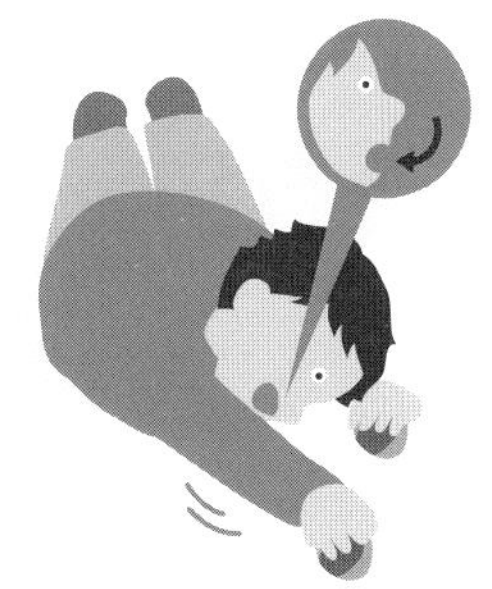

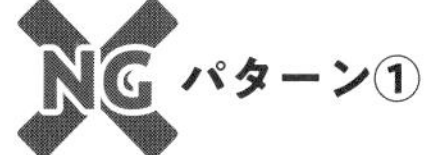

口呼吸になってしまってはいけません。

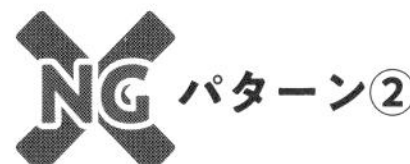

対象物を置く前に、置く場所を確認してはいけません。

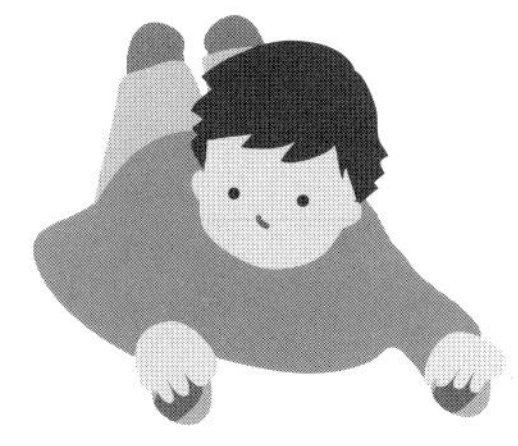

トレーニングの応用

- ポイントの続きとして、「鼻から吸って鼻から吐く」ことが難しいときは、口をすぼめてゆっくりと口呼吸しながらおこないましょう。

斜位ごとの効果

1　2　3　4　5

内斜位 (3)

寄り目になりやすい=お手玉を凝視しやすいため、首が固まってしまわないように注意しましょう。

外斜位 (4)

反り目になりやすい=あごが上がりやすく口呼吸になりがちなので、ゆっくり鼻呼吸をしながらていねいにおこないましょう。

上下斜位 (5)

利き目でない方の感覚がずれていることがあるため、左右の感覚、つまりお手玉を左右同じ位置に置くよう意識しましょう。

低強度運動

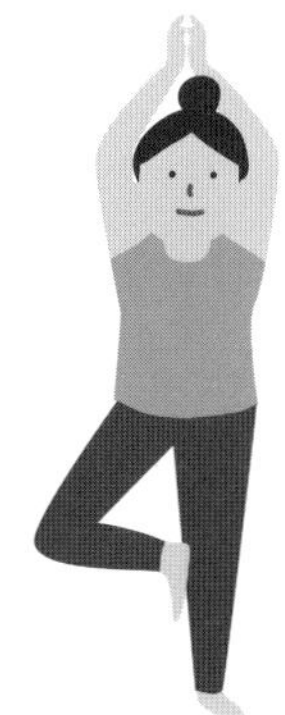

STEP 1

ヨガや太極拳、ウォーキングなど、
ゆっくりした運動を 10 分以上おこないます。

STEP 2

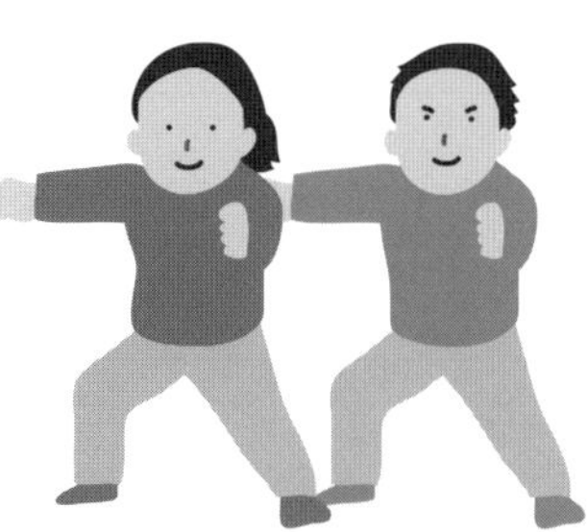

これを週に 4 日以上
続けます。

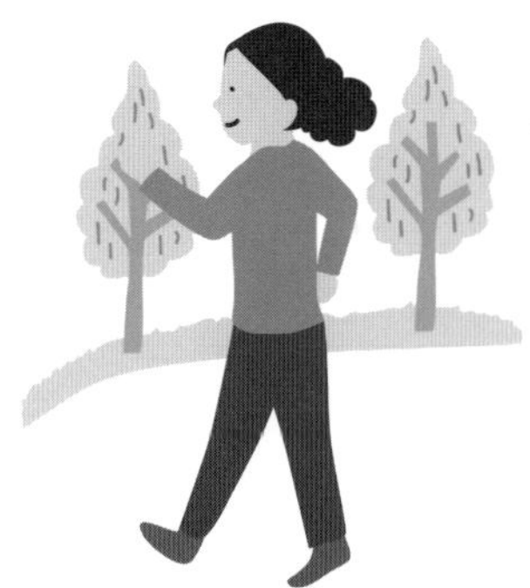

STEP 3

6 週目ごろから、
記憶を司る「海馬」に刺激が与えられ、
空間認知機能が高まっていきます。

トレーニングのポイント

ヨガや太極拳はできるだけ新しい動きを取り入れるようにしましょう。ウォーキングも新しいコースを意識しましょう。

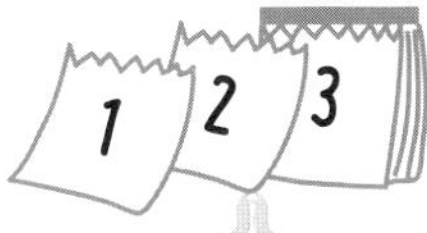

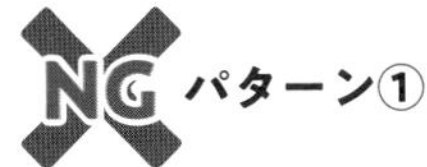

パターン①

同じ振りつけや型を何度も
繰り返すのは避けましょう。

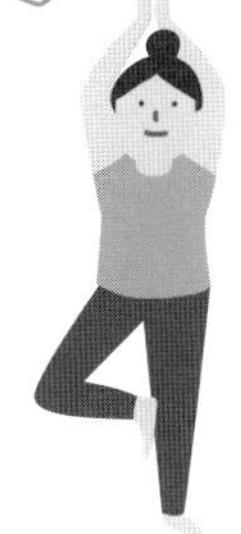

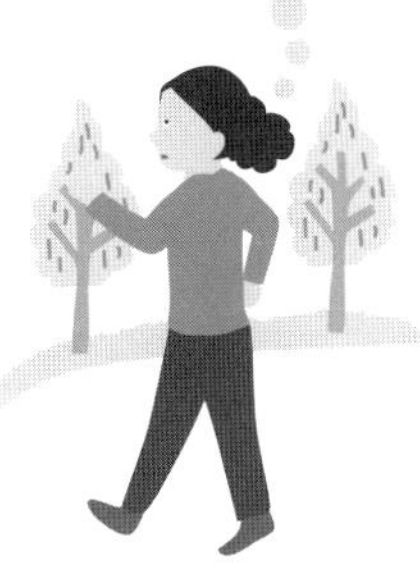

NG **パターン②**

同じ散歩道も、
脳の活性化にはつながりません。

6

1日5分！ 視機能を鍛えるビジョントレーニング

トレーニングの応用

- こちらは応用編はありません。ポイントとの続きとして、継続すること、いろんな動きにチャレンジすることが大切です。やめてしまうと海馬はもとに戻ってしまいます。

斜位ごとの効果

	1	2	3	4	5
内斜位					●
外斜位					●
上下斜位					●

空間認知機と身体機能の活性化につながるため、
斜位の種類に関係なく効果的なトレーニングです。

		クロスパターン （パターン A&B）
初めて 取り組むとき	□	ゆっくりていねいに取り組めていますか？
		手に持ったお手玉を、最初から最後まで見続けられていますか？
	□	できるだけ遠くにお手玉を置いていますか？
	□	動かすときには、腕を曲げてしまわないように、しっかりと伸ばしたまま取り組みましょう。
	□	足が上がってしまわないように注意しましょう。
何回か 取り組んで みてから	□	動作がうまくできるようになってきたら、呼吸（鼻呼吸）も意識していきましょう。
携帯電話で撮影 または 第三者に 見てもらうとき	□	上記のチェックポイントが実際に取り組めているか客観視しましょう。
	□	左右対称の動きができているか確認しましょう。

Check List		セルフお手玉トレーニング（パターンC）
初めて取り組むとき	□	目線の高さまでしっかりお手玉を上げましょう。お手玉があまり手から離れない人が多いです。 段階を踏んで、手からお手玉をちゃんと離していけるよう取り組みましょう。
		クロス受け取りは、最初は得意な組合せの手から取り組みましょう。（例）右手が下、左手が上
何回か取り組んでみてから	□	お手玉をキャッチする際の手の高さが揃っていますか？
	□	お手玉を集中して見て（注視）しまっていませんか？正面を向いて周辺視野でお手玉の感覚を捉えるように意識しましょう。
	□	クロス受け取りを、得意でない方の手の組合せで取り組みましょう。
	□	組手を交互に受け取る組合せも取り組みましょう。
携帯電話で撮影または第三者に見てもらうとき	□	上記チェックポイントが実際に取り組めているか客観視しましょう。
	□	緊張でひざが固まっていませんか？　取り組みが難しいときは、ひざの上下運動を組合せることを意識しよう。
	□	その場で足が固まっていませんか？投げたお手玉に動きがあれば、柔軟に体を移動しながらキャッチしてみましょう。

小松佳弘（こまつ・よしひろ）

ビジョンアセスメントトレーナー
早稲田大学人間科学部卒業後、視機能に関する専門知識を学んだのち、2010年、視力ではなく視機能そのものを向上させる「ビジョントレーナー」として活動を開始。現役プロ野球選手や卓球選手からADHD、アスペルガー、学習障害を始めとする「発達障害」と呼ばれる児童までのべ2万人以上と向き合い、指導をおこなってきた。自身の幼少期における「発達障害グレーゾーン」の克服経験から、当事者目線を重視したトレーニング内容に定評があり、いまも全国各地の小中学校やデイケアセンター、スポーツチームから依頼が殺到している。現在、ビジョントレーニングをより深く追究するため、筑波大学大学院人間総合科学研究群体育学学位プログラム博士前期課程に在籍中。ビジョントレーナーの養成講座も展開している。

**1日5分！
大人の発達障害を科学的に改善する
ビジョントレーニング**

2021年9月5日 初版第1刷発行

著者　小松佳弘
発行者　小山隆之
発行所　株式会社実務教育出版
163-8671 東京都新宿区新宿1-1-12
電話 03-3355-1812（編集）　03-3355-1951（販売）
振替 00160-0-78270
編集　小谷俊介
編集協力　安田奈々
カバーデザイン　玉造能之（次葉）
本文デザイン　佐藤純（アスラン編集スタジオ）
イラスト　吉村堂（アスラン編集スタジオ）
校正　文字工房燦光
印刷・製本　図書印刷

ISBN978-4-7889-0911-3 C0030

小松式ビジョントレーニング

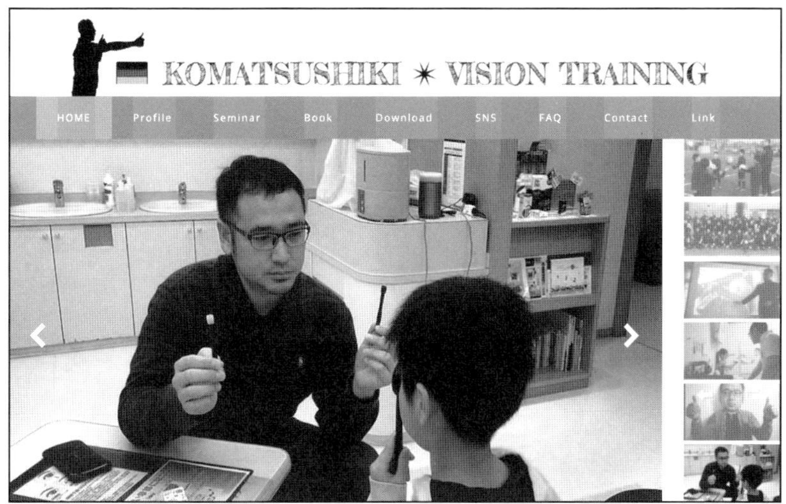

ビジョントレーナー・小松佳弘の手がける「小松式ビジョントレーニング」では、現代社会でさまざまな「生きづらさ」を感じる老若男女に対し、ドイツ式検査の脳へのアプローチをもとにした視機能トレーニングによる「視機能の整え方」を指導しています。

日常の目の悩みはもちろん、発達障害・アンチエイジング・キッズ・赤ちゃん・スポーツ・認知症…あらゆる分野を手がけています。

動体視力などの目の能力向上、目の影響で起きる症状・姿勢・学力・運動能力・生活スタイルや考え方など、かたよりがちになる原因を見つけ出し改善方法を一緒に見出していきます。

実務教育出版の
発達障害関連書籍

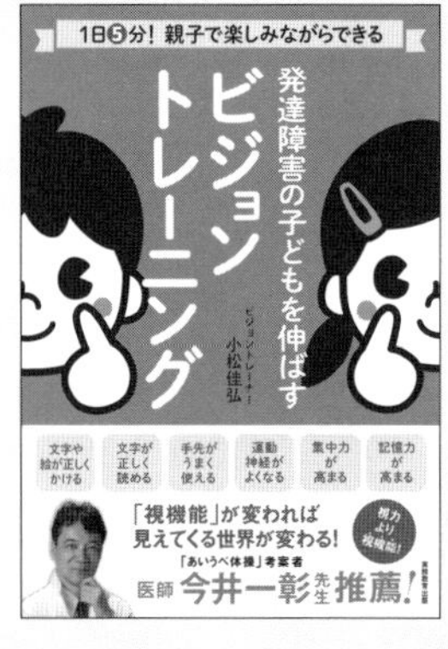

発達障害の子どもを伸ばす ビジョントレーニング

ビジョントレーナー・小松佳弘氏初の著作。発達障害・グレーゾーンの子どもと「視機能」の関係性を解き明かし、親子でできる具体的なトレーニングを紹介した、画期的な一冊です。「あいうべ体操」考案者・今井一彰先生推薦。

小松佳弘著 A5判144頁
定価 1760円（本体1600円+税10%）
ISBN 978-4-7889-1100-0

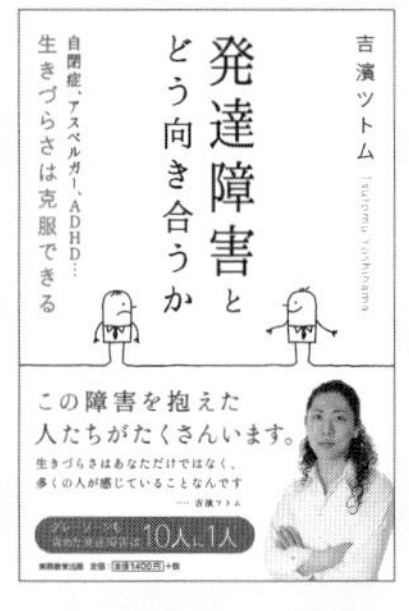

発達障害とどう向き合うか

自身も発達障害で苦しんできた「半年先まで予約の取れない発達障害カウンセラー」の著者が、当事者、保護者たちに向け、個性として向き合いつつ人生を豊かに生きるための方法を語ります。

吉濱ツトム著 四六判224頁
定価 1540円（本体1400円+税10%）
ISBN 978-4-7889-1038-6

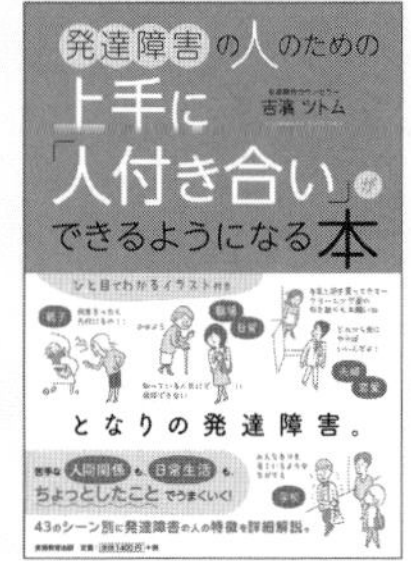

発達障害の人のための 上手に「人付き合い」ができるようになる本

一番わかりやすい学校・職場・家庭必携の発達障害ガイド。発達障害の人に共通する人付き合いの悩みを数多く取り上げ、彼らの独特の思考と個性を明らかにしていきます。

吉濱ツトム著 A5判200頁
定価 1540円（本体1400円+税10%）
ISBN 978-4-7889-1469-8